U0289716

自我的重建

一个心理咨询师的
抗抑郁手记

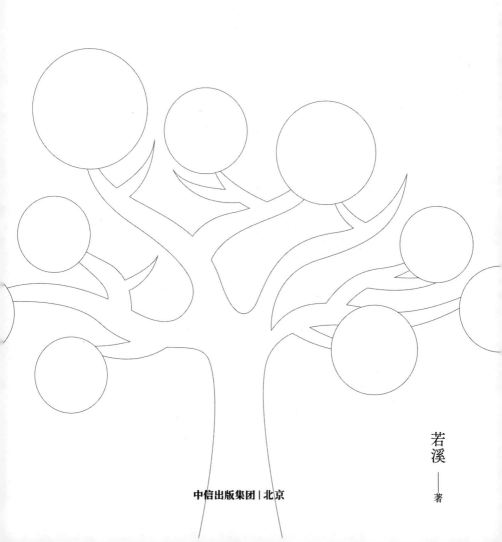

若溪

—

著

中信出版集团 | 北京

图书在版编目（CIP）数据

自我的重建：一个心理咨询师的抗抑郁手记 / 若溪
著 . -- 北京：中信出版社，2025. 1. -- ISBN 978-7
-5217-6883-1

Ⅰ . R749.405

中国国家版本馆 CIP 数据核字第 2024MD1958 号

自我的重建：一个心理咨询师的抗抑郁手记
著者：　　若溪
出版发行：中信出版集团股份有限公司
　　　　　（北京市朝阳区东三环北路 27 号嘉铭中心　邮编　100020）
承印者：　　北京通州皇家印刷厂

开本：880mm×1230mm　1/32　　印张：6.5　　　　字数：114 千字
版次：2025 年 1 月第 1 版　　　印次：2025 年 1 月第 1 次印刷
书号：ISBN 978-7-5217-6883-1
定价：59.00 元

谨以此书

献给那些在生活的不易和泥泞中坚持前行的人。

我们永不放弃!

目 录

第三章　抑郁症十问

推荐序

刘佼阅

营养树整合医学职业教育创始人、校长

拿到最终的书稿，我带着对若溪生命力的敬佩和欣赏拜读完。得知她想把自己从患病到治愈的整个过程写出来出版，旨在为帮助到更多备受抑郁症、焦虑症困扰的生命体，为他们在治愈的道路上点上一盏灯、照一点亮，就为若溪的勇气和行动力而赞叹！

中国太缺少专业且有实际指导价值的科普书籍。我作为国内从事整合医学职业教育的先行者，每每阅读国外专业医生写的科普著作，都感慨仅靠翻译国外著作的速度根本无法跟上国内心理疾病增长的趋势，也无法完全满足人们希望对心理疾病全面、科学认知的内在需求……期待更多具备整合医学观的专业心理工作者，能从身体力行的实修的角度创作科学和专业实用的内容，帮助国内病患重新找回幸福的密码。

这样的题材创作难度很大。首先，作为一名资深的心理专业从业者，暴露自己心理疾病的病史对其职业生涯发展是有巨大风险的；其次，在创作过程中需要不断梳理、触碰过往的伤痛，这对身心状态又是一次次实修的考验；再则，要保持客观性和科学性，虽然是第一视角，但不能失去科普指导读物的严谨性，这同样需要大量的循证医学证明，因为作者本身的职业身份不允许过度渲染自己的经历或进行商业引导！最后，阅读的感受更不能压抑，不能以卖惨博得读者同情，反而应带给读者犹如阳春三月和煦的阳光或夏季午后的细雨一般的对生命的滋养和疗愈！而若溪克服了这重重困难，努力践行并最终予以出版。叹哉！

　　最近一个月我带着团队在美国波特兰进行闭关研修，再次对生命价值和实修守护有了新的认知和定位，深感此书是一份富有"心能"的幸福礼物！为你的拥有赞叹欢喜！

2024 年 7 月 7 日

第一章

我的故事

敲这些字时，我正坐在小城家中，泡着我最喜欢的墨红玫瑰花果茶，三年来的点点滴滴涌上心头。作为一名应用心理学博士（研修）、2008年开始从业的国家注册心理咨询师，我拥有外人看起来优渥的生活，儿女双全，但仍然经历了三次抑郁症发作。在多少个生不如死的日夜，如果不是家人、朋友对我不离不弃，也许我的生命早已经成为过去式了。

　　所以，我想把这一切写下来，给有需要的人看。哪怕能帮到一个人，也是我生命独特的意义。

　　需要先说明一下的是，由于我的故事不仅是我的，还涉及其他人，为了保护他们的隐私，我会隐去一些内容，请读者朋友们不要对号入座。

　　每一位抑郁症患者都有其独特的经历和故事。或许你看到后没有什么感觉，或许你看到后有所触动，但每一个故事背后都是活生生的生命以及他们的挣扎与不屈，值得被尊重。

　　这是一个长长的故事，我尽量用比较简洁的语言把它讲清楚。

1

陷入泥沼

作为心理学博士，我从来不知道，心理疾病的发生是不分人的。那些所谓的专业人士，常因所学的比别人多那么一点点而生出傲慢之心，所以，掉进坑里就成了一种必然。

2007 年，我从某知名大学应用心理学专业硕士毕业，随丈夫到北京生活，在 10 年间先后孕育了两个孩子。我生活的重心除了教养两个孩子，还有给自己"充电"，于是我去了某著名大学读研修的心理学博士，其间还创办了自己的心理工作室，接待有需要的家庭和个人。在朋友们看来，我生活无忧、儿女双全、爱好广泛，几乎就是人生赢家。可是有句话说得好：上帝给每个人的馈赠都早已在暗地里标好价格。长年连轴转的生活让我早已透支，那一年的春天，因为孩子生病住院，我更加操劳，失眠加重，神经紧张。我本来想去医院开点儿改善睡眠的药，结果却大大出乎我的预料。

还记得我去了家附近一家较大的综合性三甲医院。门诊大厅里人一如既往地多，很嘈杂。我走到咨询台前，在等了两三个人后插空询问护士，睡眠问题应该看哪个科室，我没看过这个毛病，是第一次，没经验。护士告诉我，应该去身心疾病科。

来到楼上的诊室前，两排椅子上坐满了人。我坐在椅子上等着，既有点儿紧张，又觉得自己这不是什么大毛病，开点儿药就能走。

终于轮到我了，给我看病的是位中年男医生，看起来经验很丰富的样子，态度还算随和。诊室里还有其他几个人，有刚看完的，也有还在等的。

医生问我哪里不舒服。我说睡眠不好。医生又问我这种情况有多长时间了，以及一些基本情况。我一一作答，心想："快点儿给我开药吧！"医生后来说的话让我刻骨铭心，他说："一看你就很焦虑，状态不好。"我说："没有啊，我不焦虑啊！"医生无奈地笑笑（估计他每天都会遇到我这样的病人，每天都会重复同样的话），说："你放松一下，深呼吸，看看肩膀有没有什么感觉。"我照他的话去做，才发现之前自己的双肩一直是端着的，深呼吸后才放了下来。可这一点，我完全不自知。医生给我开了化验单和几张心理测量的单子，让我去心理科做检查。

说实话，虽然我是名心理咨询师，但我工作的地方是个人的心理工作室或学校。综合医院的心理科，我还是第一次进去。（后来我才知道，这样的地方我在之后几年中都得反复进出。）心理科门外的人没有门诊大楼的多，但也有好几个。门是关着的，外面有几个跟我一样手持检查单在等待的人。

　　等了好一会儿（心理测量需要一定的时间才能完成），我被医生叫进了诊室。医生让我在电脑上填写几套心理测量量表，有抑郁自评量表、焦虑自评量表、智力测验、9 项人格测验等。这些量表在一般人看来有些神秘，可对于我来说都是学过的，有时还用在来访者身上，现在我却成了被试。我完全没意识到自己当时的境况，心里带着些不屑，很快填完了所有量表。结果一出来我傻眼了：抑郁倾向。

　　我都忘了自己是带着什么样的心情走回最初给我开单子的医生的诊室外的。又经过一段漫长的等待后，我才再次见到那位平和的男医生。几个字从他的嘴里轻轻地飘出，却在我的头上响起了惊雷："轻度抑郁症和中度焦虑症。"

　　什么？！我得了抑郁症！！！这个以前只在书本和案例讨论中出现的名词，竟然落到了我的头上。开什么玩笑！！医生什么样的风浪没见过，我的震惊他都看在眼里，但他还是专业而有条不紊地给我开了药方。我已经不记得自己是怎么走出诊室，怎么排队拿药，怎么回家的，只记得心里有个念头很清楚：有病得治，要不然只会更严重。

现实"打脸"时可真是啪啪的，一点儿都不会留情。

依稀记得我是自己开车回家的，在车上脑子里反复回荡着医生的话："吃上药，不能开车了，要多休息。"在北京生活多年的我，早就习惯了以车代步，我怎么能不开车？我每天要开车接送两个孩子上下学，要去工作室给人做咨询，我家在郊区，附近没有超市，我去买东西只能开车，要不然东西根本就拿不了。现在，我不能开车了，日子怎么过？！很多的场景和内心的恐惧像放电影一样在我的脑子里回旋。

回想这些年，我忙老公、忙孩子、忙工作，就是没有关照过自己。我高龄生老二，小孩因为长湿疹晚上闹觉，我已经两三年没有睡过一个整觉了，可白天还是什么事都没落下。加上我比较追求完美，事事用心——用现在的话说，就是"鸡"完自己"鸡"娃，再"鸡"第二个娃，我每天都像个停不下来的陀螺，转啊转啊……虽然身体消瘦，但我感觉自己的精力还是很足的，而且自认为身体不错，这一年连感冒都没得过。现在想来，哪里是我身体好啊，是身体在调动所有的能量，让我应付生活而已。不是没有病，而是不敢病。终于，身心俱疲的我崩溃了。所以，抑郁症不是一朝一夕之间突然冒出来的，而是在长期生活中慢慢形成的，只是看我们有没有识别它。

回到家，等着我的还有更大的挑战——如何跟家里人说这件事。我抱着想得到理解和支持的态度，悄悄跟丈夫说了，可是，他的震惊以及拒绝接受成了压垮我精神的最后一根稻草。他说："你自己就是搞心理的，怎么会得抑郁症？！"现在想来，他的不解与拒绝接受是普通人的正常反应，但对于当时神经已经非常脆弱的我来说那无异于雪上加霜。

新的压力接踵而至：他不同意我吃药；孩子们感受到不安，比平时更加吵闹。我自己的躯体症状愈加明显，整夜失眠、吃不下饭、胸闷……孩子们吵闹时我感觉自己都快窒息了，头痛欲裂，能明显感到血液往两手、胸口涌，皮肤发烫，而且，我对生活琐事完全没有决断……可这些感觉别人都看不到，说出来别人也很难懂。药虽然吃了，但一个星期过去，好像也没起到什么作用，只感觉每一天对我来说都是煎熬。实在受不了时，我就在小区里一圈圈地走路，不想回家，又怕被熟识的邻居看到。还记得那是个夏天，很热，我独自一人一圈圈地走着，一走就是好几个小时，大有想把自己熔化在烈日里的劲头。

每天睡觉对我来说都是种折磨——人躺在床上，脑子却无比清醒（比白天还要清醒）。翻来覆去，实在睡不着就起来看书、听音乐、数绵羊……什么花样都被我试过了。还记得半夜我独自走到客厅，站在玻璃窗前，看着窗外的夜晚那么静谧，各家都熄了灯，只有天上的点点星光与我做伴，我内心竟然感觉很宁静。这份宁静要是出现在白天该多好啊！

早上，我送走上班的丈夫和上学的孩子，独自在家，站也不是，坐也不是。想着要买菜、做饭、打扫卫生，应该联系保险员了，孩子学校要开家长会了，车该送去保养了……这些琐事在我正常的情况下都不难应付，但对于抑郁症发作时的我来说个个都像山那么巨大。我做不了，我集中不了注意力，我应付不来！想到这些事情都需要我妥帖地完成，我就知道自己需要帮助，可又不知道该去找谁，脑子就像被灌了铅一样晕晕乎乎的。我崩溃地躺在床上打滚，抱着头无声地哭。谁能帮帮我？谁能让我恢复清醒？

平日里一些关系较好的朋友发来微信，我却不知道怎么回复。有一个弟弟听说我身体不舒服，要来家里看我，这却成了一件让我难以决断的事。一方面，我不想让他看到我憔悴的样子；另一方面，我又想着别人是关心我，拒绝人家的好意不太好。就这样，一件小事在我脑子里被反复思考。思来想去，我还是无法决断，我的内心如火烤一般，我真的成了热锅上的蚂蚁。而每天需要我做决定的小事不计其数，我全都决定不了，只能拖着，越拖越麻烦。

随着时间一天天过去，我的抑郁症没有一点儿减轻的迹象，反而一点点地占领我的身体。我感觉原本在小腿肚的黄沙渐渐上涨，已经到了胸口，快要把我淹没了。我的体重快速下降，窒息的感觉越来越强烈，嗓子好似被什么东西给捏住了（这实际上是自主神经系统紊乱带来的肌肉紧张）。一次，哥哥给我打电话，我接电话时因为嗓子肌肉痉挛，连声音都变了，亲哥哥都认不出我的声音。我一面说着让他放心，一面无声地崩溃着。这样的情况，亲人怎么可能放心？！

哥哥平时工作很忙，虽然我们都在北京，但也只能在逢年过节时见上一面。哥哥晚上一下班就赶到我家，看到我人不人鬼不鬼的样子吓了一大跳。我知道掩饰不了，就跟他说了我得抑郁症的事。哥哥陪我在小区外的马路上走了一圈又一圈。他虽然不善表达，但我还是真切地感觉到了他的担心。哥哥连续三天晚上下班后都来陪我。他带我和孩子们去了离家几公里的一个健身广场，孩子们好久没有"放风"了，开心地玩儿起来。我看着健身器材旁锻炼的人们，听着大人孩子的嬉闹声，感觉这才是人间，我平时生活的地方离这里这么近，却好似两个天地。

哥哥还带我去看了喜剧电影，想让我开心一下，但坐在电影院黑暗环境里的我总担心有人打电话，近120分钟的电影，看进去的时间不超过5分钟，自然也没有感觉到这部电影有什么好看的。（我康复后偶然再次看这部电影，笑得眼泪都快出来了。抑郁症病人对于环境的感知和正常人很不一样。）我问哥哥，他工作那么忙，怎么有时间连着几天陪我。哥哥说，他觉得自己平时对我的关心太少了，他很自责。我听了心里越发不是滋味——这哪里是哥哥的问题，而是我平时伪装得太好，让大家觉得我很好、我很强，一般都是我帮助别人，谁承想我也需要别人的关心和帮助。哥哥的难过让我更加内疚，感觉自己不值得他对我这么好。（抑郁症病人的思维就是这么没道理，只能看到事情负向的一面，总是悲观归因，总是以偏概全，所以，跟他们讲道理不仅没用，还有害，会让他们陷入角力之中。）

好友雪霁虽与我远隔两千多公里，但她从我回复的微信中感觉到了我的状态不正常，于是给我打来电话。我不想接，不想跟任何人说话，但又感觉拒绝她这样一个亲近的人不好。电话接通，她问我怎么了，我的崩溃终于找到了一个出口，我滑坐在地上，歇斯底里地哭着。我告诉她，我抑郁了，告诉她我这些不可见的痛苦。雪霁是我读研究生时的同学，也是学心理学的，我相信，她懂我的痛，她不会嫌弃我。我不记得那次电话打了多久，但挂断电话后我知道了，我需要外力的帮助，我得求救。

☆☆ 小知识 ☆☆
得了抑郁症首先要做的事是求救

若是得了抑郁症，要第一时间求救！告诉信任的人自己的真实状况。这就好比开车不小心落水时，明智的办法是第一时间打开车窗或车门，而且越快越好，然后立刻向周围的人求救，犹豫的结果可能就是丧命。抑郁症也是这样，病人就像掉进了沼泽，没有外力的帮助，是不可能自己脱离困境的。

在现实生活中，大多数人都能感知到自己的状态不对劲（如失眠、体重急剧变化、精力不济、对以前喜欢的事物提不起兴趣、性能力下降等），但通常不会往抑郁症方面想，即使想到了也害怕面对。殊不知，抑郁症不是简单的精神状态不好，它是种病，一定程度的抑郁症会对人的身体和精神造成巨大的损伤，不是靠时间就能自愈的。这就好比龋齿，牙齿已经被蚀出一个洞，如果不去补牙，就会越烂越深。所以，如果怀疑自己有抑郁倾向，要去医院，寻求医生的专业帮助。

得了抑郁症，学会求救无比重要。与其他生理疾病不同，抑郁症具有隐蔽性，如果患者自己不说，旁人是无从得知的。而且，抑郁症仅仅靠患者自己的力量，是无法治好的。就像让一个人拉着自己的头发离开地球，这是不可能的。如果某人说他通过一定时间的宣泄治好了自己的抑郁，那他可能只是一时有抑郁情绪，抑郁情绪与抑郁症还是有本质区别的。抑郁症是一种客观存在的，对患者的身体及社会功能有巨大破坏作用的身心疾病，但同时，它是可以治愈的。

如果家人得了抑郁症，那么要积极陪伴其就医，帮助创造可供其休养的环境，既不可掉以轻心，也不必过于紧张。要记住，抑郁症是疾病，是可以治愈的，要有信心。要明白，抑郁症是人生病了，是生病的大脑在向身体发出错误的指令，而不是患者自己没事找事，无病呻吟。在抑郁症的治疗过程中，家人的支持和理解举足轻重。要避免让抑郁症患者独处，防止伤害性事件的发生。（具体怎么做详见本书第 57 页的"抑郁症患者的家人和朋友可以怎么做？"。）

通常情况下，人们更愿意说自己的好事，回避谈及不好的事。如果生病了，生理的病还好，对朋友说了可能会得到关心；但心理的病，似乎是件不光彩的事，人们情愿自己默默地扛。但是，抑郁症不是自限性疾病，不能自己慢慢好转。相反，抑郁症初期的治疗并不复杂，只要药物治疗和心理治疗双管齐下，是有可能在 2~3 个月内看到明显改变的。但如果拖延，则有可能从轻症渐渐转为重症，直至患者不得不住院，甚至有自杀的风险。

* * *

我们学知识时都会觉得难或无用，但在关键时刻，知识能影响我们判断和处理问题的方式。

在紧要关头，我以往学的心理学知识起了作用。我知道自己就像一个溺水的人，靠自己是走不出来的。我需要帮助，我得求救！

我在院子里边走路边跟以前学心理学时认识的一位在北京工作的师妹打电话，向她哭诉，坦承我得了抑郁症的事。师妹很惊讶，因为在她的印象中，我是个性格活泼开朗、什么事都难不倒的阳光女孩，但她所受的专业训练让她能理解我的情况，并马上想办法帮我约了医生。于是，我再次走进那家以前常去开会的以精神医学见长的医院。不同的是，以前我的身份是同行，是去交流，而这次我是作为病人去看病。给我看病的主任以前对我的专业工作还有一点点欣赏，我挤在一堆急切的病人中时他看我的眼神，让我刻骨铭心。主任的讶异一闪而过，他很快恢复了职业的神色，询问病情，给我开检查单、开药，嘱咐我怎么吃药。我一个一个房间排队做检查，那时我才发现，来心理科看病的人好多，男女老少都有，一个个神情木讷，和看感冒、五官科疾病等其他生理疾病的病人没有什么区别。排队的人中有两个年轻学生比较显眼。一个是男孩，瘦瘦高高的；另一个是女孩，还穿着中学校服。他们脸上漠然的表情和家长们焦急的神情形成了鲜明的对比。经过一天的折腾，我包里装了更多的药，回了家，背着家人偷偷地吃。

☆☆ 小知识 ☆☆

如何与医生有效交谈？

"有困难找警察，有病找医生。"这是我们从小被教导的话。如果怀疑自己得了抑郁症，最好的办法是去医院看医生。医生通常会简单地询问病史和现在的情况，我们最常听到的就是医生或和蔼或平静地问："哪里不舒服啊？"不要去苛责医生的态度不好，如实简要回答即可。医生每天接诊的工作量和强度很大，他也是普通人，但要相信他的专业性。作为患者，我们需要的是医生的专业判断和给出的有效解决方案。

第一次就诊时，医生会问一些关于状态的问题，如睡眠怎么样，食欲怎么样，是否在工作，有没有出现幻觉，有没有自杀或伤害别人的想法或行为。这些都是在问诊。在等待医生接诊时可以简单梳理自己最近一个月的状况，如实回答就好。有的患者可能会因为种种原因夸张或掩饰自己的情况，这是不可取的。因为医生会根据你的描述来做出诊断并确定病情轻重，开出相应的药物。相信你不想因为自己的原因而服用超量的药物，或者让病拖延不愈吧！医生还可能给你开一些检查项目，如血常规、血生化、甲状腺、性激素、脑电图，甚至磁共振等以排除生理原因，也会开焦虑、抑郁、失眠等各种心理测量表。不要怕麻烦，配合检查就是了。医生是想找出病因，为后面的治疗和开药确立尽量正确的方向。

就诊时，可以询问医生所开药物的功能、作用原理、副作用、多长时间起效等。被医生烦总好过回家后因为不清楚而陷入矛盾当中。

开始服药后，要记录自己服药的时间、药物的调整及身体反应，这在复诊时对于医生改药和减药都很重要。这样做会让自己的生活变得有条理，也会为与医生在短时间里有效沟通提供好的条件。

小纸条：
见医生前的准备

1. 我的基本状况：

年龄：_____岁

婚姻状况：_____（未婚 / 已婚 / 离异 / 丧偶）

我有_____个子女

2. 我的身高：_____厘米

目前体重：_____公斤

近一个月体重明显变化（一个月内体重变化超过5公斤）：有/无

3. 我的身体情况：有 / 无基础疾病

如有，是：_____（糖尿病 / 高血压 / 冠心病等）

4. 我的既往病史（精神及心理）：有 / 无曾被诊断为某类精神或心理病症（包括抑郁症、焦虑症、强迫症等）

5. 我的家族中，有 / 无类似的精神或心理障碍患者

6. 我目前的工作：有 / 无

7. 关于物质依赖：

□饮酒　□抽烟　□其他：_____

8. 我目前在服用的药物（任何需要长期服用的药物）：_____

_____

此次医生给我开的药物及用法用量：

_____

_____

_____

紧急联系人：_____　电话：_____

* * *

在医院，医生不仅详细检查了我身体的各项功能，还让我再次做了几个心理量表，最后给我开了好几种药。我回家后悄悄看说明书，上面写着："服用此药可能会增加自杀的风险。"（大多数治疗抑郁症的药都会这么写。）我丈夫本来就不同意我吃药，加上药物说明书上这样写，我的感觉简直可以用恐惧来形容。

当时我一个人坐在卧室床边，对于吃不吃药，脑子里纠结了好半天。不吃，症状发作时我太难受了，生不如死；吃，有没有副作用？会不会上瘾？我会不会最后走向自杀？经过"半个世纪"的挣扎（其实可能也就十多分钟，但在我心里却漫长无比），最后我含着眼泪第一次把药吃了下去。那场景、那心情，跟服毒药差不多。开始吃药后，也就不管其他人怎么说了，反正医生说不能自行停药，我就硬着头皮吃下去了。我自己也开始在网络上查询抑郁症是怎么回事，怎么治疗，某种药物要怎么服用。不得不说，网络确实让知识的获得变得非常容易，但另一个问题也随之而来：网上说了那么多，和我的情况似乎也不完全一样，到底哪种说法适合我？那些因抑郁症而自杀的例子更让我不寒而栗——我不想死！！！（这说明我当时还处于轻度抑郁症阶段。）

正所谓此心即理。我之所以对吃抗抑郁药这么敏感、害怕，是因为不了解，于是就有了很多猜想，增加了自己的心理负担。

其实抗抑郁药与感冒药、消炎药没有本质的区别，都是通过摄入化学成分起到调节人体机能的作用。见了两位医生后，我才有了起码的常识：治疗抑郁症和焦虑症的药物至少要两周甚至一个月才开始起效。

这两周非常难熬。抑郁和焦虑的症状不见减轻，药物的副作用（主要是嗜睡、不能开车、脸上长痘等）开始出现，要命的是生活还得如常继续——接送孩子，料理家务（我已暂停了工作），压力一点儿没减少，身心越来越脆弱。

最令我不习惯的后果是不能开车，这对我来说就像是小鸟被剪断了两翼。我也曾强撑着开车，然而一次在接孩子回家的路上，虽然我一直提醒自己不要睡觉，但在好不容易将车开到小区车库入口后，神经稍微放松，我竟然犯起困来，车直接冲到了防汛沙袋上。我一下被惊醒，心想要是车速再快点儿会怎么样，要是在马路上开车时睡着了怎么办，越想越后怕。从此，我只好断了开车的念头，老老实实地打车或乘坐公共交通工具。这样我的神经可以得到休息，也还不错，但这是后话。

现在想来，当时我的神经已经很累、很脆弱了，应该好好休息，就算不是因为药物的副作用，我也不适合开车了，因为如果出现剐蹭等事故，以我当时的精神状态根本就处理不了。可人总是要在出现一定后果且身体感知到之后，头脑中才能形成一个新的认知。人总是活在马后炮中。

我日渐消瘦，因为害怕状态影响到孩子们，我有意躲着他们。孩子们也感觉出家里气氛不对劲。家里没有了主心骨，他们开始既颓丧又恐惧。有一次，女儿在跟我说着什么话，我打起精神回复她，脸上勉强挤出点儿笑容。女儿怔怔地看着我说："妈妈，你这是皮笑肉不笑！"儿子睡觉本来就不安稳，那段时间越发黏人，我躲无可躲。

虽然人生病了，但家这个系统还得继续运转。两个孩子明显感觉到家里的氛围和以前不同，空气里都有一丝丝不安，他们先后出现了入睡困难和神经性厌食症的初期症状。一位学过心理学的朋友来家里看我，我跟她简单说了我的状态不好，她体贴地在我家待了一天，还陪我儿子玩儿。在吃饭时，儿子不知道为了什么跟他姐姐起了争执，一直尖叫，连饭也不吃了。朋友走时语重心长地跟我说："你的孩子可能也需要做一下心理咨询。你就是学这个的，可别耽误了孩子啊！"

我知道她是好意，但当时的我哪还有心力做这些。我心里苦得跟黄连一样，想着："我就是心理咨询师啊！以前都是我帮助别人的孩子，现在也轮到我自己的孩子需要帮助了。"我当时唯一能做的，就是让自己和他们保持距离，以减少对他们的不良影响。要知道，一直像单亲妈妈一样照顾他们的我却不得不和他们拉开距离，那种无奈地放手，实在太痛了。

我后来总结出来，我的压力主要来自家庭生活。我们夫妻俩做事认真、追求完美的性格是主要因素，而外界的快节奏、"鸡娃"的大环境也起了推波助澜的作用。我后来常常庆幸，是我而不是孩子们抑郁了。因为作为成年人，我还有自我修复的能力和机会，如果抑郁症发生在孩子们身上，则可能影响他们一生，也会改写我们的后半生。

☆☆ 小知识 ☆☆
患抑郁症了，还能照顾孩子吗？

母亲大多是孩子的主要照料者。照顾孩子看起来不难，但其实责任重大，涉及孩子的安全、学业、兴趣爱好、身心发展等，这是一个系统工程，庞大而复杂。患抑郁症后，对于这样复杂的工作，母亲很可能承受不了，因此尽量暂时将孩子交给可靠的人照料比较好。这样也有利于患者的身心得到休息，以便以后可以更好地照料孩子。但是，母亲要避免突然消失，可以向孩子说明妈妈只是生病了，需要休息，无论妈妈在哪里，在做什么，心里都永远爱着宝宝；宝宝想妈妈了，可以给妈妈打电话；等妈妈康复了，就又可以照顾宝宝了。

我们永远不要低估孩子内心的强大，明白但冷静地告诉他，远胜于掩饰不说或假装太平。

2

艰难的恢复

那段时间，我按医生说的，每天服用药物 3~4 次。我有一点好，那就是听专业人士的话，虽然心里有疑问，但我还是严格按照医生说的吃药。一方面是因为过往所受的教育告诉我，医生是专门做这个的，不至于乱开药；另一方面，是因为自己实在太难受了，除了向医生求助，我没有其他选择。（在实际情况中，大约八成的抑郁症患者会在症状缓解后停止服药，这是不可取的，容易导致病情反复或产生耐药性。）

在自己默默地扛了两三周后，我的状态还是没有太大起色。我只好向好朋友默然说了我得抑郁症的事。可是她不在北京生活，虽着急但鞭长莫及。我又在朋友的建议下去看了中医，中医认为我的抑郁症还不算太严重，给我开了每天要喝的汤药，还说最好自己回家煎药。于是，我家里开始堆上了各种药物，有西药、中药，另外还有很多保健品。因为要煎药，家里就有了长时间挥之不去的中药味儿。

虽然中医说我的病情不算太重，但我的情绪每天都像过山车一样起伏剧烈。记得有一次，因为想给孩子报游泳课，我走路（住的地方偏，打不到车，也没有合适的公交车）去看一家儿童游泳馆。那天骄阳似火，我忘了打伞，背着装了药的背包走在路上，内心非常悲伤孤独。我给远在另一个城市的好友雪霁打电话，向她哭诉。我不知道雪霁当时是不是在工作，也不管她有没有时间，只是一边走一边哭，雪霁就一直在电话那头听着，陪着我，直到手机都快没电了。一部电话，让我感觉自己与这个世界还有连接，感觉还有一丝丝的温暖。我从来不知道，原来从我家到那个小游泳馆有那么远，以前开车时只要十几分钟，那一次我却走了一个多小时。烈日下，我的皮肤炽热如火，但我的手心却寒冷似冰。

听说运动有利于抑郁症的好转，于是一天早上，我像打了鸡血一样去公园跑步，想要快点儿恢复的想法支撑着我跑了8公里，可回到家我就瘫了，接下来一两天情绪更加低落。后来问了分析家我才知道，抑郁症患者的身体机能受损，不适宜这样突然大量消耗。无知让我对自己很无语。

我想重新拾起自己爱好多年的网球。可当我站在熟悉的球场上时，我发现自己竟然判断不好球的位置，总是找不好击球的时机，抛球也可笑地抛不出直线。我知道，抑郁症已经影响到我的手眼协调能力，只好作罢。

我以为这就是最糟的情况了，但没想到这仅仅是个开始。渐渐地，我发现自己虽然特别难过，但哭泣时竟然没有眼泪，就算我努力想挤出几滴泪水，最多也就是湿一下眼眶——我的身体失去了形成眼泪的能力。有一个朋友来家里看我，我跟她说话时，虽然内心无比悲伤，但只能无声地哭，眼里也没有眼泪。我想，那一刻我一定是天底下最悲伤、最丑陋的人。

还记得一次走在地铁站口，我看着身边来来往往、行色匆忙的路人，觉得他们和我在两个世界，我的身上仿佛有一层无形的玻璃罩，把我和其他人隔开（后来我才知道，这是抑郁症病人常有的隔离感）。那种感觉让我不寒而栗。后来听另一位也患过抑郁症的朋友说，在抑郁症发作期间，她站在春天的郊外，看到的花和树竟然都是灰色的。

情绪的崩溃确实会影响身体的正常生理功能。所以说，抑郁症病人并不是矫情，只是生病了。而这些，旁人很难体会，也无从理解。一些不被理解的抑郁症患者在把这些感受说给家人时，却容易被人忽略，被说是软弱、无病呻吟。那段时间，我头脑里开始冒出一些极悲观的念头，感觉这个家没有我可能还更好些，把孩子们随便交给谁抚养都比跟着我强。我开始盼着来场意外，只有我死了，别人都没事，从而得到解脱。（看见没有，这就是抑郁症在由轻转重。）

☆☆小知识☆☆
抑郁症常见的治疗方法

抑郁症分为生理性的和心因性的，本书主要讨论心因性抑郁症（以下简称抑郁症）。抑郁症通常是因个体承受的压力超过了自我协调能力，持续一段时间后导致的生理功能紊乱。对于抑郁症的治疗，要从不同角度、全息地来看待。通常，去专科医院看医生是抑郁症治疗的第一步。正如前文所说，医生会通过各种生化检查、心理量表测试来找出病因、确立治疗方向。除了药物治疗，常见的针对抑郁症的治疗方法还有心理治疗、物理治疗和其他治疗方法（包括冥想、运动等等）。

现代医学对于抑郁症的治疗思路主要是：通过服用抗抑郁药物控制症状，结合心理治疗，加上家人的呵护，经过一段时间，患者将得以自我修复。我和相关专家讨论过抑郁症的临床治疗情况：约 60% 的抑郁症患者在得到正规且系统的治疗后，加上工作、生活、学习等方面压力减小，以及家人朋友的支持帮助，病情得以好转，甚至康复；但也确实有约 1/3 的患者没能治好。对于这个结果，我还是比较乐观的。

值得注意的是，很多人"谈抑色变"，由于病耻感，不愿去问诊，不想承认自己得了抑郁症，讳疾忌医，错过了最佳的治疗时机，很可惜。须知，对于抑郁症的治疗，没有完美的方案，但任何一种方案，只要开始了就比没有治疗好百倍。

*　*　*

我又恢复了中断多年的精神分析（心理治疗的一种）。给分析家打电话时，我脑海中闪过无数疑问：分析家还在吗？她还做分析吗？她有时间给我做分析吗？她会不会已经改行了？她会不会已经不在了？……这些疑问反复纠缠着我，都指向我的分析无法继续。我知道，这是我内心对于即将到来的改变的抵抗。但是，我给分析家打通电话后，她了解了一下情况，然后平静地跟我约定好工作的具体时间——就这么简单，她甚至都没问我要怎么付钱。她已经从我带着哭腔的声音里听出事情的严重性，但她仍然像母亲般包容和接纳了我。当然，在后面的工作中她也给我制定了规则，虽然这让我不舒服，但我知道，这都有利于我内心的成长。我们的成长往往发生在令我们感觉不舒服的地方，也只有成长，才能解决患抑郁症的根源问题。

另一方面，我比较幸运的是有家人们的理解和支持。丈夫从最初的震惊中清醒过来，开始帮我寻医问药、想办法。我的哥哥和妈妈在得知我生病以后，一点儿也没有迟疑，全力支持我治病。妈妈放下自己的事，从老家飞来北京，帮我照顾孩子们。一位快 70 岁的老人，从炎夏到寒冬，在北京车水马龙的街上，骑着自行车帮我接送孩子上幼儿园。我把所有的事都撂下，跟着热心的好友出门旅行，休养生息。好友默然放下刚入职一个月的工作，飞来北京，带我到郊区的山里小住。我们住民宿，躺在草地上看夜空中的星星；我们爬山、游古长城，在山顶上放声怒吼。

出门旅游的一大好处是，患者可以从原来充满压力的环境中抽离，暂时放松，所到之处的不同风景、不同际遇，也会让人有新的感悟。但旅游仅仅能起到缓解作用，并非疗愈的根本之道（这一点在本书第三章的"抑郁症十问"中有阐述）。

还记得有一次默然带着我到北京郊外的一处古长城。站在已经坍塌了一半的隘口边，我面对着起伏的群山密林，放开喉咙喊道："我是个好人，为什么要这么折磨我？！我想要做一个自信、开朗、快乐的人！"声音在山谷间回荡，默然也配合着我一起喊。眼泪在我的脸上流淌，我多么渴望自己能保有那一瞬间的自由，多么希望自己恢复正常啊！平时我在乎的东西和生命相比，都是那么地微不足道，此刻，健康快乐成了一件奢侈的事。

以前，我感觉男女关系就像是一幅自然画卷——男人是山，女人是环绕其身边的河。山高大伟岸，水沁润其间，无声地滋养，看似无力，却影响至深。直到有一天，我猛然惊觉，自己这条河已经被冻成了冰河，失去了流动的能力，在其中生活的小鱼也快要窒息。这是我在做精神分析心理治疗的过程中心里浮现的画面，我把它画了下来。

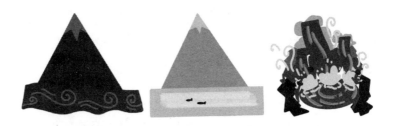

在第一次抑郁症恢复期间，我把自己的名字改为若溪，喻义是希望自己像山间小溪一样清澈、活泼，山路纵然崎岖，也不能阻止小溪向大海奔流。默然陪我在北京郊区爬山时，我看到一条叮咚作响的小溪，把手伸到溪水里，我感觉到了那透心的凉，眼泪几乎掉下来。这不是一条简单的小溪，它是生命之河。

也许是认为宗教能增加人内心的力量，好友蕾蕾姐带我去了西安附近的一座千年古寺。我们和修行的居士们同吃同住，生活异常清苦。燥热不堪的房间，条件十分简朴。我们每天凌晨三点就要在钟声中起床上早课，在年长僧人的带领下诵念佛经。上完早课，蕾蕾姐和我常常回屋呼呼地睡上一个回笼觉，可其他僧人早已开始洒扫庭院。我们每天最重要的事就是到光线暗淡的佛堂里持戒修行，参悟佛法。偌大的佛堂里很是昏暗，众人盘坐在各自的蒲团上打坐，不能说话。有僧人拿着戒尺来回巡视，看到谁不认真或乱动就要打戒尺——是真打！如果谁想要上卫生间，得先报告，得到允许后被打上数下戒尺方能离开。出家人真不容易啊！不仅有戒律清规，还等级森严。虽然在那个寺院只待了两天，我却感觉时间过得特别慢。最后蕾蕾姐和我几乎是落荒而逃，让朋友把我们接回城里。回到西安的闹市街头，我才感觉仿佛重回人间。这段经历听起来有些离奇，却是很好的体验。我这才发现在红尘俗世中生活的我们，虽然也有各种烦恼，但比起寺院的僧人，已经不知道好了多少倍，这让人备感珍惜。

那几天，因为到了新的环境，远离压力源，我心中多了点儿与环境的连接，如果我不说，其他人可能很难发现我和常人有何不同。可是，一个小小的突发状况让我暴露无遗。那时我几乎没有什么电话，偶有微信，也没有什么要紧事，但是我却像是有重任在肩一样，每晚雷打不动地给手机充满电。一天早晨醒来，我发现手机充了一晚上却没有电，一下子就慌了。一定是手机出问题了，怎么办呀！我惊慌地告诉蕾蕾姐，她却觉得这根本不算什么事。简单检查一番，原来是我的充电线坏了，同行的朋友到附近的手机店给我买了一根新的充电线，问题就解决了，我那慌乱的小心脏这才恢复正常。这样的小事还有很多，数都数不过来。

离开古都西安，蕾蕾姐又陪着我到了温暖之城。最令我难

忘的是，在古城墙下，我们和流浪歌手一起唱歌打鼓。平时木
讷的我，此时却把害羞丢到了爪哇国。在人来人往的街头，蕾
蕾姐打着非洲鼓，我和流浪艺人哼唱着《南山南》：

你在南方的艳阳里

大雪纷飞

我在北方的寒夜里

四季如春

如果天黑之前来得及

我要忘了你的眼睛

穷极一生

做不完一场梦

……

我发现，身体里那个被日常生活消磨的我原来是个文艺青
年，心中的那份情怀一直都在，只是被冰封起来了。这次旅行
开启了我与温暖之城解不开的缘分，也让我的人生多了一种
选择。

也许，看到这儿你会说："多好呀！不用上班，也没有经济
压力，到处旅游。"要知道，那是一次次迫不得已的旅行。当时
的我，除了身边最亲近的几个人，内心与外界是隔离的。我失

去了快乐的能力，只是麻木地跟着友人去不同的地方，因为我们知道，如果继续处在原来的压力之中，任由病情发展，康复更加无望，后果不堪设想。

☆☆小知识☆☆
抑郁症药物的副作用

现在抗抑郁药物已经发展到第四代，副作用大大减小。抗抑郁药物的副作用主要有嗜睡、口渴、困倦、视物模糊、便秘、心跳加快、排尿困难和直立性低血压等。抗抑郁药物的这些副作用远远小于抑郁症症状本身给人带来的痛苦和对身体的损伤，只要遵医嘱，就可以放心地服用。

需要注意的是，结构化地记录自己的状态及治疗过程，不仅有助于医生对自己的治疗，也能让自己的生活变得有条理。这对处于抑郁状态的患者来说很重要，会让其感觉可控、有希望。有需要的读者可以参考以下表格，让自己或者协助身边的人开启结构化记录。（可根据实际情况调整表格内容，能够记录自己的状态或治疗过程即可。）

小纸条

状态及治疗记录表

自我状态记录表

日期	星期	活力水平 （0~10）	食欲 （0~10）	睡眠质量 （0~10）	情绪状态 （0~10）	锻炼 时长	排泄 次数	是否 外出

服药及治疗记录

日期	星期	早		中		晚		心理治疗
		药名	药名	药名	药名	药名	药名	

3

逃出生天

我被确诊抑郁症这件事，对我及家人的冲击很大。大家都没有经验，在网络上搜到的知识要么片面，要么与我的情况不吻合，有时还会带来惊吓。茫然的我和家人凭着不想屈服的心在黑暗中摸索着，那时，任何一种有助于恢复的方法我们都不想放过，因为没准儿哪一个就能带来希望。

我的朋友们轮流带我出门旅游，想给我换个环境，助我康复。她们真是勇敢无畏，要知道带着一个患抑郁症的病人出门旅游，需要多么大的勇气和担当啊！因为天知道他会不会突然自己跑掉，甚至自杀（网络上都是这么写的）。还记得蕾蕾姐带着我"流浪"一圈后，到了温暖之城朋友的农场小住了几天。农场主人的叔叔待我们如亲人，他的接纳给了病中的我莫大的安慰。这趟旅行是我成家 20 年来第一次不带丈夫和孩子，一个人出游。这样想来，我才发现自己的个性和热情早就在生活的责任和琐碎中被磨没了。生活像个巨大的碾子，在不知不觉中将我碾平，我成了某某人的妻、某某娃的妈，唯独没有成为我自己。这次出门，或荒诞，或离奇，但我心里的那个自我开始苏醒。

我有了心理治疗的支撑，不仅如此，我遵医嘱按时去医院见医生，医生再根据我当时的情况调整药物。最初，我服用的是国产的西药（部分抗抑郁药已经纳入医保），中间还有过感觉不好，又换医生、换药的过程。因为我还伴有中等程度的焦虑症，所以我得同时吃抗抑郁药和抗焦虑药，还要吃帮助睡眠的药。在服用西药约两个月后，由于康复心切，我又在朋友的推荐下去看了中医，开始了中药、西药同时吃的过程。我还在医生的建议下，在医院里接受经颅磁刺激的物理治疗。就这样，或清醒，或混沌，或居家，或出游，我扛过了生病最初的半年。每个月去医生那儿报到，开上一段时间的药，成了我生活的常态，我也成了医院的常客（其实患抑郁症的人定期去医院都是常态）。我的状态渐渐有所改善，冬天来临时，终于有一天，医生说我可以减药量了。这对我是个莫大的鼓舞，因为一直以来，我都是在增加药量，没想到，我也有减少药量的一天。我知道，自己逃过一劫。老天爷饶了我一命！

这半年时间，说起来寥寥数语，但每一天，我都是在挣扎中度过的。抑郁症的躯体症状时时来袭，我的内心充满绝望。除了每天按时服药，每周三次的精神分析成了我的精神支柱，那让我知道有个人会在固定的时间等我，那个时段虽然不长，却是为我开启的。我在和分析家的电话中哭诉，任情绪的洪水肆意泛滥，不会有人因此评价我，我也不会感觉丢脸。我内心时时被自责折磨，感觉自己成了所有人的累赘。就是这么奇怪：通常，性格不太好，尤其喜欢惹是生非的人不会得抑郁症，因为他的不满都通过对外的攻击发泄出来了；反而是性格比较好、与人为善的人在遇到连续的挫折后容易抑郁。也许这就是人们总说"得抑郁症的都是好人"的原因吧。只不过，这样的好人，不做也罢！

☆☆小知识☆☆

如何减少抑郁症带来的伤害？

1. 去正规医院就医；遵医嘱，不自行减药或停药。抑郁症是多年累积形成的，治疗也需要一定的时间。通常，首次发作的抑郁症的治疗期需要两年左右。

2. 在条件允许的情况下做心理治疗。抗抑郁药物能缓解症状，但要解决根源问题还是要采取心理性手段。要改变过往的认知，才能打破束缚，从而改变情绪的形成机制，这样抑郁症才有被治愈的一天。

3. 加强锻炼。无论你是否喜欢运动，你都要找个自己还不算反感的方式让身体动起来。负责传递开心等正向情绪的神经递质是身体本身可以分泌的，现在这个机制受到了抑制，要多运动，让神经兴奋起来。坚持一定的时长，身体这种功能就能慢慢恢复。

不要因为不好意思或惧怕治疗而不去就医，讳疾忌医只会让病情越拖越重。有句话说得好：就诊是治疗的开始，治疗是康复的开始。你不能不呼救，不配合治疗。就算上帝想拉你，也得你自己先伸出手来啊！

* * *

基于自己多年心理咨询的经验，在身体恢复以后，我对人生的看法似乎也更加深入了一点点。所以我鼓起勇气，应聘了某著名高校的兼职心理咨询师。提交个人资料、提交论文、参加一轮又一轮的面试，终于，我如愿回到高校，开始了一段让我难忘的人生旅程。还记得在我参加硕士研究生入学面试时，后来成为我导师的霍大同教授曾问我为什么要学心理学。我说我想先修补好自己，再去帮助别人。当我从历经百年风雨的大门走进学校时，我感觉自己的愿望就要成真了。

在高校的工作很顺利，我也很喜欢和年轻人在一起。每周的讨论、每个月的专家督导都让我受益良多。我看到了这个行业的佼佼者，他们的学识和人品都令我敬佩！我的工作也得到了领导和学生的认可。我以己之心去影响这些年轻的生命，感受到了自己工作的价值。一段咨询关系结束时，有可爱的女生从包里拿出一盒蓝莓，不好意思地放在我的桌上以示感谢；还有同学赞我气质优雅，颇像某个电视剧里面的女主角。这些反馈让我的成就感倍增，感觉自己做了对的事情，极大地满足了我的"自恋"！工作之余，我在大学校园里的林荫道逛逛，在湖边走走，安静而充实的感觉充盈着我的内心。

一段新的经历启程，这次病愈后，我有种强烈的回报社会的欲望。能在最美的时间结识优秀的同行，能为高校学子出份力，令我很满足。我也恢复了心理学专业的学习，开始重新参加一些学术会议，又一次以同行的身份回到那所以精神医学见长的医院，只是这次去的是会议室而不是心理科诊室。劫后余生的我多了一份洒脱，不再那么在意他人的看法，仿佛经历这次抑郁症后，我身上一些乖孩子的束缚被打破了。

在这个恢复期后，我还完成了我的博士论文并顺利毕业（研修）。了解我情况的朋友都说这个博士含金量很高，因为我用了6年才毕业，中间还孕育了第二个孩子，又被抑郁症折腾了一下，说我拼的是时间，搏的是意志！

在吃药整整一年后，医生说我可以停药了，但为了巩固，防止复发，我需要再多吃3个月的药。我很赞同，我的身体已经适应了抗抑郁药物，副作用几乎消失不见。我找回了自己的各种爱好，运动、学琴、学茶道……甚至开始偶尔给家人做饭

（这是生病时我很害怕的事情之一，至于为什么会害怕，那又是另一个故事了，这里先略过）。我又可以短距离开车了，记得重新坐到驾驶座上，手摸到方向盘时，我有种劫后余生的喜悦。开车行驶在一道河堤旁，望着车外的绿树红花，听着我喜欢的音乐，阳光照到我的身上，微风拂面，那一刻，世界都变得友好而可爱。

我以为，这样的好日子会一直继续下去。可是，我以为的只是我以为。

☆☆ 小知识 ☆☆
患了抑郁症，只吃药可以吗？

当患上抑郁症时，到正规医院看病吃药是恢复的必要条件，但还不够。

药物可以在某种程度上阻止抑郁症发展得更严重，但没有解决为什么这个人会得抑郁症的问题。认知治疗学派创始人阿伦·贝克在他的经典著作《抑郁症》中指出了易患抑郁症个体的认知模型：

1. 易患抑郁症的个体会有选择地对负性事件做出反应，并慢慢地形成对自己、未来和他们的个人世界负性的态度或图式；

2. 重大负性事件或一系列较小的创伤事件激活了这些图式，
   使它们在信息加工过程中占据优势地位；
3. 个体持续不断地形成偏负性的认知，从而产生了典型的
   抑郁症症状。

　　这就从认知的角度阐释了抑郁症是如何形成的。当然，抑郁
症的形成受诸多因素的影响，本书不是专业论文，就不一一列举
了。但是这也说明，抗抑郁药物针对的是抑郁症症状这个结果，
而不对其成因起作用。要想让抑郁症患者康复，势必要对其认知
模式、情感通路做些修改。所以，只吃药是不够的，药物和心理
联合治疗效果会更好。

　　环境可以改变，工作可以换，但人逃不开的终究还是自己。
无论是做心理治疗或咨询，还是学习，要想打破旧有的自我和习
性，都要做出深层的改变。这很痛苦，但确实能治疗抑郁症，帮
你找到通往内心宁静、幸福的必由之路。

4

再入梦魇

转眼到了第二年夏天，孩子们放暑假后，家人认为我完全康复了，我也开始带着孩子们出门度假，仿佛没生过病一样。但是，生活环境和内在的思维与情感模式都没有改变，所有的琐事和压力再次袭来。我犹如一艘刚刚从暴风骤雨中冲出来的小船，还没有离开危险的海域，生活的风浪就再次将我卷入黑暗之中。人是后知后觉的生物，而我在应对各种事务的过程中，没察觉到危险又一次逼近。

带两个还未成年的孩子，对刚刚恢复的我来说还是有挑战性的。我身兼照料生活、成长教育、培养爱好、处理纠纷等各种重任，家人各忙各的，误以为我是家里最清闲、最自由的那个，有时还因我的"工作"质量不好而对我多加指责。我想，这些都不是什么大事，我体谅家人工作辛苦，自己多做一点儿，受点儿埋怨，没什么。但其中潜藏的危机和随之而来的后果，却超过我们的预料，我只觉得哪里不对劲儿，但在时光的洪流中，要怎么改，我完全不知道，也没有改变的力量。那个夏天，也许是因为大家的压力都大，家人的状态也不好，也许是因为人们习以为常地认为家人之间的关系是最安全的关系，发泄一下没有什么大问题，所以所有人的怒火全朝向了我，我做什么都是错。我知道，其他人并不是故意想伤害我，但伤害却真实发生了。

如果想让一个人得抑郁症，最直接和快速的办法就是不断挑他的毛病。这种持续性否定可以很快地摧毁一个人的自信心，让他迷失自我。如果作为家长、丈夫或妻子，你多年来一直这么做，那么，或许你家遇到抑郁症的可能性就很大了。

☆☆小知识☆☆
因生病而获益的情况要打破吗？

一些抑郁症患者在生病后得到家人和朋友很多关心，别人对他的苛求也不见了。在接受正规治疗后，患者的病情有所缓解，有些病友可能在克服了最初的病耻感后，转而会担心，如果周围的人知道自己病情好转了，会不会又对自己横加挑剔，不再那么包容自己，使自己的压力再次增大？关于这个问题，我和北京大学的正念导师刘兴华教授有过简短交流，刘老师的观点是，因抑郁症而获得的照顾和包容是蝇头小利，要敢于放弃。我深为赞同。我也有过这样的经历，因为患病，家人、朋友对自己比平时要更包容、更支持，自己可以回到小孩子的状态，什么责任也不用承担，还可以任性一下。可这毕竟是种病态，太过沉溺其中，不仅对康复没有好处，还有可能在其他人失去耐心后，唤起患者本人更强的无力感和绝望感。所以，患者要敢于放弃因病获得的那一点点好处，积极配合治疗，不断提升自己，让内心真正地强大起来，跟抑郁症勇敢地说再见。

* * *

疾病是面照妖镜，能照出个人生活、思维习惯或家庭系统的问题。但比出现问题更可怕的是有问题而我们没有觉知，如盲人骑瞎马走在悬崖边，我这次复发就是这样，很快我就又掉了下去。抑郁症发作时的躯体症状又出现了——胸闷、血液上涌、失眠、悲观绝望、头痛欲裂、内心再次退行成一个无助的小孩……我知道，惨了，抑郁症又来了！

这一次，家人也有了经验，不再纠结，赶紧找朋友带我离开家，出门休养。我又开始了寻医问药、往返医院的生活。复发时，好的方面是，有了一点儿经验，不再对未知充满恐惧；不好的方面是，医生说我是第二次用药，原来的药可能效果不好了，得换药。当时我就想，这一次如果扛过去，我一定要保护好自己，否则再复发，没药可用了怎么办？！

如家人般的老朋友默然再次飞到北京，把我接到位于另一个城市的她的家里，她的家人对我都非常理解和支持。她特地给我收拾出了一个房间，从此，这个小房间成了我飘摇生活中的避难所。默然陪着我去各个医院看医生（因为想要快点儿好，所以我们穷尽了一切可能的办法），我们奔波在医院拥挤的诊室内外，我内心绝望而无助。默然是个运动达人，她早上拉着我跑步，一有空就陪我打球，带我四处游玩，连周末也顾不上陪自己的孩子。扪心自问，就算是健康时的我，也很难为朋友做到这些。所以，一方面我是不幸的，得了抑郁症；另一方面，我也是幸运的，有这么好的朋友和家人帮助我。

可抑郁症复发，事情已经没有想象的那么简单。我的焦虑症好了很多，但抑郁症从轻度变为中度，每天不仅要吃好几种西药，还要吃中药。我还要去按摩、推拿，再次无法开车，对生活中的一切事情失去了决断能力。几乎所有可能有用的办法我都去试，但状态并没有如想象的那样好转。我的社会功能丧失殆尽，无法工作，照顾不了家庭和孩子，害怕与默然以外的其他人接触，躲在那个小房间里"苟且偷生"。

当时的我，因为抑郁症影响了身体的自主神经系统和内分泌系统，人很瘦，也没有精力注意外表，开始邋遢起来。后来，在看生病期间的照片时，我还能看到当时我脸上努力地微笑着，但眼睛里满是空洞和哀伤。

我的生活也变得规律而刻板。每天晚上，一到时间我就简单洗漱，不管有没有睡意都躺在床上，吃下帮助睡眠的药，静静地等着睡意来临。如果没有吃药，我就感觉像是大祸临头似的。默然偶尔会带我出门吃饭。白天的我像只生病的小鸡似的，弱不禁风，但到了夜晚，我又情绪高涨，完全像个正常人，然后第二天早上醒来时，又成了病小鸡。通过查阅关于抑郁症的资料，我知道，抑郁症的一个典型症状就是病症的晨重暮轻——早上是抑郁症患者最难挨的时段，晚上又感觉自己恢复正常了，然而第二天又被打回原形。一些不了解这一点的患者会因此很受打击——本以为自己好一些了，谁知道一觉醒来，一切又恢复原样。如果是性情平和一点儿的人还好，如果是脾气急躁的患者则很容易转成躁狂抑郁双相障碍，而双相型抑郁症的难治是出了名的。

还好，通过以前的知识积累，我知道我的情况是抑郁症发作时的正常表现，不必为此感觉挫败。默然更是不问结果，不急不躁地陪着我，带我逛邛海、游珠江、住民宿、做运动，保护着我远离压力源，并且让我在有精力时做点儿力所能及的家务事。我们都知道，治愈是需要时间，需要过程的。我只能做我能做的，然后静等恢复。

因为想恢复的心急切，我还跟随朋友去过好几座庙宇，去拜访高僧大德。还记得一次在普陀山，丽姐带着我去拜见一位大和尚，听别人说他修行很高。说实话，从小被学校教育出来的我，没有宗教信仰，但因为我母亲信佛，对于佛教我还算有一点点熟悉感，但说要笃信，对我这个无神论者来说，有点儿难。

第一次去寺庙后面游客不能到的地方，对我来说挺新奇的。寺庙依山而建，各个禅房高低错落，没有标识，没有人引导，我们只能挨个去问，好不容易才找到这位僧人所在的房间。那房间狭小而幽暗，但空气中飘着的香的味道让人内心平静。我给他讲了我的问题和病症，表情写满两个字：救我！僧人略为思量，给了我五字箴言："少想多劳动。"然后不再说话。丽姐和我赶紧放下谢礼，退出房间。这时，丽姐注意到本来阴云密布的天空射下一道阳光，她欣喜地说，这是吉兆，预示着我的病一定能好！我惨淡地笑笑算作回应，心想："他说的这个解法固然没错，但谁都知道啊，正常人的生活也需要少想多动，他只不过是把运动换成劳动罢了。我要是能做到少想，我的病也就好了。"

　　为了治疗我的抑郁症，家人没少帮我想办法。吃西药、吃中药，甚至按摩打通穴位，找活佛开光后天天在家里磕长头，这些事他们都干过。那时的我们，就像是患了绝症的人一样，尝试各种方法，只是因为不想放弃。关于宗教对抑郁症患者的康复有无作用、有何等作用这个问题有些复杂，我并不是有宗教信仰的人，不了解，不便多说，但我有一点感受可以与大家分享：只依靠信仰的力量治好抑郁症是不太可能的，重要的是药物治疗和心理治疗双管齐下的。

　　在两次抑郁症发作之间，我并没有停止做精神分析，但频率调整了，从一周三次减到一周一次，复发后又恢复到一周三次。我与分析家已经结识多年，她对我的情况很了解，我没有随便再另找一位咨询师，这让我们的工作有了延续性，也节省了很多时间和金钱。这时，心理治疗就像是我这个跛脚人的拐杖，在我需要时做个有力的支撑，不需要时又悄然退下。药物治疗和心理治疗成了支撑着我没有坠向深渊的两块基石。

对抑郁症病人来说，最不需要的就是劝其"想开点儿""放下"，甚至"勇敢"。不！他想不开，也放不下。能想开、能放下就不是抑郁症了。抑郁症是一种客观存在的病，不是性格特质，更不是品质问题。出于某种原因，患者身体内部发生了某种损伤和改变，虽然肉眼不可见，但它是真实存在的。你不可能对一个摔断腿的人说："勇敢点儿，坚持一下你就能跑完马拉松了！"家人的不耐烦和不经意间流露的责备，会极大地唤起患者的内疚感。抑郁症患者需要的是陪伴，是支持，仅此而已，其他的，交给专业人士去做。

还记得其间我通过吃药和做精神分析，已经把病情控制住了，但一位比较重要的家人跟我说："抑郁症没有什么可怕的，你给自己树立一个目标，每天完成一些事情，勇敢一点儿，今天我就带你去见……"我听他说完，身体立即开始发抖，想着即将可能到来的挑战，内心无比恐惧，头痛欲裂，喘不上气来，感觉自己快要死了。而在另一次相似的情况中，哥哥跟我说："你只需要好好休息，甚至都不需要坚强，做真实的自己就好。"这句话让我感到莫大的安慰，让我感觉自己的呼吸没有错，我在天地间有方寸之地可以苟活！

那个冬天格外漫长。还记得春节临近，各家都在张罗着过年，默然家里也开始聚会。有一次，我不得已参加了她家的聚餐，她的亲戚都对我很好，但坐在桌上，我深切地感觉自己格格不入：每家都要团圆，我作为一个外人，为什么不回自己家？我春节要在哪里过？家我是不想回的，但是我又可以去哪里？总不能一直缠着默然吧，她也上有老下有小啊！

在崩溃的边缘，我只好带着半箱子西药、中药，再次来到温暖之城中叔叔的农场。在启程时，新闻里已经提到新冠肺炎疫情开始了。我们当时只是感觉要做点儿防护，比如戴口罩，但完全没有料到这次疫情的凶险和破坏性。

后来，每当有人问我为什么放弃在首都这个大城市生活，而留在二、三线城市，我总回答说是疫情改变了我的人生轨迹。其实，以前我就有逃离大城市的念头，但没有勇气去改变，是疫情给了我机会，而抑郁症给了我打破常规的勇气。

我和孩子们在温暖之城中叔叔的农场一住就是5个月。每天的天空都是那么地高远，那么地蓝，我坐在那儿，光是看云彩的变幻就能看好久。孩子们知道我"身体不好"，也不来打扰我，只是每天在田间地头疯跑，追追鸡、逗逗狗。我有精力时，就带着他们给地里的农作物浇水、育苗。孩子们很开心，我也得到了休息和放松。

我在温暖之城的闺密曦曦拉着我开垦了两分荒地，我们在地里种上蔬菜，每天像呵护小宝宝一样照顾这小小的一块地，很有成就感。开垦荒地是很辛苦的，要用锄头松土，遇到砖石、水泥块得挖出搬走。我们做着自己力所能及的事，如果力气不够就请男士们帮忙。还记得在徒手移走荒地上的煤堆时，我搬开煤堆底部的两块煤，猛然发现一条蛇蜷在底下正在冬眠。我们又害怕又惊喜，孩子们在旁边又蹦又跳。叔叔用木棍挑起蛇，把它扔得远远的。这样的事，我们还遇到过两三次。

平整土地后还要松土，叔叔看我们干得太慢，就开来拖拉机帮我们翻地。终于，荒地有点儿菜地的样子了。白天大量劳动后，我吃饭也变得很香。有两天，我累得忘了吃晚上的助眠药，竟然也一觉睡到天亮。要知道，我在生病前几年就睡不好觉了，晚上如果不吃药，我就会像游魂一般，怎么也睡不着。这次，我不吃药竟然也能睡得很好，那种惊喜，就像失明的人重见光明一样。我发现自己可以不用依靠药物了，于是欣喜若狂，把中药全部扔掉，西药也只留下一两盒应急，清空了那半个箱子。然而，这其实也是个坑，但这是后话。

温暖之城是个天然的植物生长基地。我们在干农活之余，会去鲜花市场买上一些玫瑰、郁金香、栀子花等，种在一小块地上。我戏称这是"最浪漫的农活"。浇水的工作自然就落到了孩子们身上。那段时间，孩子们每天完成线上学习后，就在阳光下的院子里疯跑，下午再帮着做点儿简单的农活，比如育苗、喂鸡、除草、砍柴、浇水等。有时，我们也会带着孩子们去爬后山。孩子们以为自己是在开拓没有人走过的路，都十分兴奋，也变得异常勇敢。孩子们精神上有了自由，在山居生活里得到了放松和滋养，胃口也变好了，5个月的时间里，都长高了好几厘米。不得不说，大自然是最好的疗愈师，也是成长最好的导师。

☆☆小知识☆☆
为什么抑郁症容易复发？

抑郁症极易复发。据相关数据统计，抑郁症患者的首次复发率为50%，发作两次的患者复发率为75%，而发作三次以上者复发率高达90%。而且复发次数越多，治疗难度就越大。抑郁症复发的影响因素主要有以下几个方面：抑郁症发作时的病情程度——病情越严重，发作时间越长，复发的风险就越高；双相/轻躁狂特征；共病精神障碍；遗传原因；消极认知和信念；病理性人格；（过去和现在）遭遇负性生活事件；慢性人际压力（例如亲密关系、亲密的友情、社交生活、家庭关系等）；较低的积极调整水平；内分泌异常；等等。

* * *

那一年冬天，新冠肺炎疫情在世界各地蔓延，人们的生活方式发生了很大的改变。除了医护人员，几乎所有人都不得不给工作按下了暂停键。这时人们才意识到，在生死面前，平日里觉得不得不做的事、回避不了的应酬、必须开的会，什么都不是。疫情让人们有了更多时间陪家人，更多时间关照自己。

许多国际航线关闭，国内出行也有限制，大家渐渐地适应了这样的生活，我也在这样的情况下得以放心休养，状态持续好转。我觉得活力又回到我的身上，我又能做点儿事情了，也能管孩子们了。我开始了晴耕雨读的生活——天晴时在田地里劳作，下雨时就在木工房里做手工。以前自诩为文弱书生的我，这才发现自己竟然能像个男人一样玩转各种木工机械，而且自己设计制作的木制手机架得到大家的一致好评。这些事给了我一种确定感和成就感，日子变得好过很多。

很快，又到了一年的夏天，我决定和孩子们留在当地。当时我的想法是，反正孩子们回北京也只能在家里上网课，空气又那么不好，还不如在温暖之城上网课呢，这样他们还能在户外自由地跑跑。其实现在想来，我是在无意识地回避我的压力源。

做了这个决定后，我就开始租房子、买生活用品。决断力恢复的我做事情很快，在几个月的时间里，不仅重新安了家，还给两个孩子找好了学校，顺便创办了一个小小的培训机构，招到了合适的员工。我每天开车送女儿上学时都要经过一条路，那条路地基有点儿高，天晴时能在车里直接看到滇池。看着蓝天白云下的那片碧水，我心里升起一种很令人满足的幸福感。我知道，尽管当时反对的声音很多，但我做了正确的选择。

生活进入了另一个境界，在我非常喜欢的环境里，时光静静地流淌。我带着从天南海北来温暖之城的朋友们去大理、游沙溪、住丽江、逛西双版纳，徜徉在普者黑多情的温柔里。我的小机构还会组织一些公益行，带城里的孩子们去温暖之城的偏远乡村——绝不只是玩耍，他们还要和当地的小朋友们一起下地干活，一起生火做饭。这时，大小朋友们才发现，城里孩子见识广，说起新事物侃侃而谈，但在生活能力上，他们比乡村的小朋友差得不是一星半点。但是孩子们都很勇敢，并且对新事物充满了好奇心。在苍山的溪水河滩里，专业的自然导师带着孩子们逆溪流而上，孩子们观察着造型各异的大理石，兴奋极了，完成10公里徒步后，他们个个都成了小小勇士。我给大孩子们组织的生物多样性双语夏令营也得到了家长和孩子们的好评。虽然没有赚到钱，但带着孩子们回到自然，回到生活本来的样子，让我们成就感满满。工作状态恢复的我，才发现原来自己有这么多的奇思妙想，原来自己真的可以无所畏惧，逢山开路，遇水搭桥。

这样的好日子持续了大半年。我以为一切都会这样继续下去，但还是那句话——我以为的，只是我以为。

✧☆ 小知识 ☆✧

如何避免抑郁症的复发？

精神科医生和心理咨询师都知道，抑郁症好治，但复发难办。真正的困难，在于预防复发。

预防抑郁症复发，首先要远离压力源。重要的事说三遍：远离压力源！远离压力源！远离压力源！

可以分析一下自己的压力源，它可能是工作学习的任务、人际关系、子女教育、夫妻关系……远离压力源并不是要断绝这些关系，而是要与之保持一个安全的距离。至于什么样的距离才是安全的，这个要自己去揣摩，或者和你的心理咨询师讨论。经过抑郁症的侵袭，稍加反思，你对自己的身心承受能力就应该能够心中有数。对罹患过抑郁症的人而言，神经的修复需要3~5年的时间。在此期间，要小心呵护自己。不能症状一消除就以为自己好了，盲目乐观。

其次应注意以下几个方面：

1. 按医嘱服用抗抑郁药物，不可自行减药甚至停药！
2. 改变生活方式，保持规律作息，避免过度疲劳。
3. 有规律地运动，培养爱好。这可以让你和一些"同频"的人交往。
4. 保持学习，提升自我，实现生命的越级成长。

5

再次复发，命悬一线

家庭关系中是存在鄙视链的。最初，两个人因为互相吸引走到了一起，但时间、经历会改变很多。如果一方越来越强，另一方越来越弱，鄙视链就会产生，平衡就可能被打破。这不是某个人的人品问题，而是人性使然。我也见过家庭生活中较强的那一方很有智慧地将另一半捧在手心里，在尊重对方的同时，家庭生活也很稳固。这是素养，也是修为。

我没有这么幸运，也没有能处理好家里人不满和抱怨的大智慧。工作上我贪多求快（疫情下，创业哪那么容易！），机构虽然赢得了口碑，但利润却一直是负数。作为负责人的我，略感压力。两个孩子到了新的学习环境，其中小儿子过去比较松散，进入小学后发现离学校的各种要求还有差距。生活和工作问题都没有人帮我分担，内卷时代，谁又能独善其身？各种压力层层叠加，我那脆弱的神经再次崩塌，抑郁症症状再次来袭。上一节我刚写到，预防抑郁症的第二个要点是避免疲劳，但我自己显然没有做到。什么因就会导致什么果，接下来，暴风骤雨再次降临。

抑郁症第二次复发了，虽然极其不想让它发生，但它还是发生了。这次我很警觉，一发现苗头不对，就立刻停下手里的工作，迅速向家人和朋友求援，他们再一次义无反顾地飞过来帮我料理家事和工作。我自己跑到附近的公园，围着湖一圈圈地走，边走边哭，反正大家都戴着口罩，谁也不认识谁，甚至擦肩而过的人都不知道我在哭，因为我的哭虽然悲痛，但是无声。这一次，加快的心跳、急促的呼吸、胸口上涌的热血并没有随着我的情绪发泄而有所缓解。我知道，"老朋友"再次光临。

正所谓请神容易送神难，抑郁症一旦来袭，可不是能轻易送走的，何况这已经是我第三次发作了。我在一个几乎陌生的城市又又又一次开始了寻医问药之路，这次依然是一号难求，疫情期间医院里仍旧人山人海。在拥挤的人群中，我在家人朋友的陪伴下开始了这一阶段的寻医问药。可能是因为有了对比，也可能是因为我自己已经是个抗抑郁症的老战士了，我感觉当地的医务工作者普遍比北京大医院的要温和，更有人情味儿。这一次我挂的是专家号，想找个经验丰富（当然，现在国内抑郁症这么普遍，非专家级医生也不一定就缺乏经验，我只是描述当时自己的内心状态）的医生给看看我到底是怎么回事。这次，医生一开始很有信心能通过全面的身体检查找出我抑郁症迁延不去的生理原因。但在包括磁共振在内的检查都做完后，医生拿着结果沉默了，说我的病只能归结为情绪导致的抑郁症。好吧，我再次掉进了同一个坑。

那么，来吧！我也不是新手了，是老战士了。家人朋友这次也没有了慌乱，每个人都各尽所能地帮我分担着。我的哥哥暂停了自己的环中国自驾之旅，飞来我在的城市帮我处理工作、家庭上的所有事情。一个人到中年的社会精英，竟然每天帮我做饭、辅导孩子做功课。看着哥哥两鬓有些花白的头发和他在厨房忙碌的身影，我心里又感激又难过。安顿好孩子们，哥哥就开车带我到乡下，看漫山遍野的油菜花，陪我慢慢爬上栈道。

好友默然再次临危受命，飞过来陪我出游。他们是那样有耐心，也有陪伴的经验，任由我在途中车上睡得昏天黑地，任由我想哭就哭，想笑就笑。他们是我最坚实的依靠！那段时间，默然和曦曦几乎陪我走遍了温暖之城的每一个古镇。记得在某个古镇，村庄后面有条长长的台阶通往山顶，我们三个人慢慢地往上爬。路上遇到一位长者，精神矍铄，说老伙伴们都下山去了，只有他一个人爬到了顶。一问才知，老人家都快80岁了，却还是声音洪亮，脚步比我们三个还要轻巧。默然鼓励我说："加油，我们老了也要像这位老人家一样，周游四方。"我嘟囔道不知道自己能不能活到那么老。曦曦丢给我一个白眼说："说好了闺密一起养老的，你可不能丢下我们俩。"我只好赶紧说："对的对的，还要一起搞个小院子养老呢！"虽然被闺密嗔怪，但我知道，她们是想让我感觉到我是被需要的，我是很重要的。

我就这样浑浑噩噩地跟着她们去了一个又一个新地方。当时我的怪毛病是，只要出门，我就高兴，只要旅行结束要回家，我就感觉难受，心里开始恐慌。闺密们笑着说我得的不是抑郁症，是"恐家症"。我内心很绝望，不知道这一次抑郁症的侵袭什么时候能过去，这可已经是第三次发作了啊！我还能好吗？我心里没底，她们心里也没底，只知道怎么样能让我感觉舒服一点儿，她们就怎么做。她们真的胜似亲人啊，都是我的"活菩萨"！

☆✩ 小知识 ✩☆

抑郁症患者的家人和朋友可以怎么做？

如果患上抑郁症，家人、朋友的帮助和支持对于患者的康复至关重要。抑郁症患者的家人和朋友要注意以下几点：

1. 正视疾病和问题，不回避。身体和精神出了状况，就像人发烧了一样，是回避不了的。家人、朋友是患者的重要支持系统，他们的态度在很大程度上决定了患者本人的态度。对于抑郁症，较好的办法是直面它，解决它，治愈它。所以，你可以在患者身心状态相对较好时与他讨论、分析病因，但要有个度，要看患者的状态，不能是出于其他人的需要。

2. 做好生活护理。抑郁症患者通常食欲较差，要给他做可口的饭菜，保持均衡的营养。从营养学的角度来看，很多疾病都是可防、可控、可治的。饮食是身体健康的基础，做好饮食管理，不仅与其他治疗方式不矛盾，还能配合其他治疗，使之更好地起作用。对于有肠道功能紊乱、胃食管反流问题的患者，可以适当补充维生素 D、维生素 B_{12}、叶酸等营养素。当然，每个人的身体状况不尽相同，在这方面也可以咨询营养师等专业人士。

给患者提供适宜其恢复的居住环境。抑郁症患者常有不同程度的睡眠问题，而睡眠是人体修复过程中非常重要的一环。在服用抗抑郁药物后，患者的睡眠质量通常会逐渐提高，保证他有个能安心静养的居住环境非常重要。

3. 做好安全护理。由于抑郁症患者病情程度不同且处于发展变化中，看护者要注意避免患者发生自我伤害行为。要避免患者长期独处，保证房间里没有危险物品，如药品、重型器械、玻璃制品、锐利物品等，不要让患者处于高处，要防止走失，等等。

4. 管理好药品。只要抑郁症患者去医院就医，医生就会给他开对症的抗抑郁、抗焦虑等药品。家人要管理好这些药品，避免患者错服，或者因有轻生念头而攒药，一次性服下大剂量药物。服用一段时间抗抑郁药物后，患者会减药直到停药，家人可以帮助患者使用药品分装盒及切药器，方便又卫生。

5. 带动患者运动、锻炼。通常，抑郁症患者的行动意愿都有所减退，对以前喜欢的事情也提不起兴趣。家人、朋友可以带着患者出门旅游，逐步恢复有规律的运动和锻炼。运动会提高人的兴奋性，促进多巴胺的分泌，运动过后人的状态会明显好转。但要注意不可过量，抑郁症患者身体较正常情况虚弱很多，运动要循序渐进，坚持下去，直至患者恢复主动运动的习惯。

* * *

这一次的康复比我想的要难得多。过去，在农场的日子是我向往的生活。我曾经以为干农活等体力劳动能让我恢复正常，但没想到，这个法宝在抑郁症第三次发作时失去了功效。农场这个让一般人感觉很放松、愉快的所在，仍然会让我感觉紧张。

又是一年春节，农场没有了以往的宁静，每天都有不同的人来这里聚会。我一度看见有车来就紧张，会悄悄躲开热闹和喧嚣。我甚至见不得孩子们在我眼前晃，但看不见时又担心他们的安全。唯一能令我感觉舒服一点儿的就是跟在曦曦后面，蹩脚地给她做帮手。那时的我，就像一个一两岁的小孩，离开"妈妈"就感觉不安全，什么也做不了，还无法一个人玩儿，需要人照顾。晚上大家聚餐时，我有时会谎称头疼躲在房间里。孩子们贴心地把饭菜端到我的床前，我胡乱吃点儿就缩回被窝。

天地那么宽，却仿佛都与我无关，惶惶不可终日是我的常态。还记得一次我拉着曦曦的衣角说我感觉憋闷，想坐车出去转转。曦曦二话没说就开车拉着我到了后山。过年期间，山路上没有其他车，也没有其他人，我们在一个山坡上停下车，看着蓝天白云和远处的山谷，我大声地呼喊着，眼泪无声地在脸上流淌。我不明白，为什么老天爷要让我承受这些？我又做错了什么，要经历这一切？曦曦就默默地站在我身后。她因为临时被我叫着开车出门，没来得及换合适的鞋，所以在下山时重重地摔了一跤，滑出去好远。我怕她摔到悬崖下面，也跟着她滑了一段，但我们都知道，如果她真有什么危险，我的举动并不能救她。那几天，我干了不少这样的蠢事。可曦曦什么也没有说，包容了我的一切，默默陪伴着我。

还记得我们去海①边小村庄玩的那天。那是一个依在滇池边的小渔村，因为风景秀丽而成了游客热衷的景点。曦曦带着我穿过一条条老街，最后我们决定在一家临水的小餐馆欣赏美景、吃午餐。那儿的老妈酱鱼真好吃啊！我好久没有那么好的胃口了，吃了很多，很开心。那一刻，我感觉自己仿佛恢复了正常。返回的路上，曦曦和我都以为我会像往常一样在车上美美地睡上一大觉，但不知是因为马上要回到农场那个人多的地方，还是因为假期快过完大家要离开了，我坐在车上，脑袋里想着这些一直心绪不宁。突然，焦虑惊恐就袭来了。我心跳剧烈，血

---

① 当地人会把湖叫作海，因此此处说的"海"其实指湖泊。——编者注

液往头、胸上涌，感觉喘不上气来，我用手拍打自己的前胸和脑袋，努力让自己镇静，可越想控制就越难受。我感觉自己快要死了，大口大口地喘着粗气。曦曦也吓坏了，可是又不知道怎么能帮到我。我跟自己说，看看窗外，一切都会过去的，会过去的……就这样持续了十几分钟后，仿佛潮水渐渐退去，我逐渐缓解了一些。回到农场后，曦曦让我回房间休息，我本能地拒绝了，说："我看着你们干活，分散一下注意力要好过让我一个人待着。"果然如我所料，看她们做事让我的注意力分散了，我的身体渐渐恢复如常。

　　抑郁症症状不仅是弥漫性的情绪低落，如果有焦虑症等共病，症状有时也会突袭。当症状毫无征兆地来袭时，人会痛不欲生，惊恐发作会让人产生濒死感，感觉自己的身体里住着一个恶魔，随时可能醒来搞一通破坏。但病症发作时，其他人看不到我身体的变化，也无从感知。所以，患有抑郁症和焦虑症的人常常被人误解，认为这个人敏感、矫情，甚至被认为是假装生病。子非鱼焉知鱼之乐，汝非吾焉知吾之苦？

　　最难管理的是时时刻刻都想死、想放弃的念头。生活了无生趣，心里又充满着各种担忧，有个念头挥之不去：死了，就都解脱了，也不会拖累别人。这样的想法如此真切，以至于让我感觉它几乎就是唯一的解决之道。

　　大年三十的下午，其他人都在热热闹闹地准备年夜饭，我在房间里百无聊赖又不想出门见人。曦曦叫我去走廊上帮着收晒好的床单等床上用品，她本来是好意，想让我一起做点儿事，免得成天无所事事。我也乐于跟她一起做点儿事，好感觉自己还有点儿用。被套很大，曦曦让我一起叠，我们就各牵着被套的两头再对折起来。心神不宁的我觉得只要叠上就可以了，但爱整洁的曦曦对这样潦草的叠法不满意，加上我配合她时动作慢了一点儿，也没有领会她要先横着叠还是先竖着叠，于是她半开玩笑地埋怨道："唉，我真是服了你了！"

　　这句话要是放在平时，我不会介意，但我在病中，对别人的评价非常敏感，尤其是在我感觉自己快要成废物的时候。我找了个借口回到房间，坐在椅子上，感觉心跳越来越快，胸口也越来越憋闷，心慌到不行，两手像电影里超人的激光一样发烫。我知道，我又得难受一阵子了，可这次症状来势汹汹。我双手抱着脑袋，对自己的不争气很愤怒，我低声嘶吼着："到底要我怎么样？！"这时，默然打来电话（那几天她时不时就给我打电话，看看我的状态）。她在电话那头听出我的声音不对劲，在最好的朋友面前，我也不必掩饰，于是抱着电话歇斯底里地哭着。默然告诉我，我不能这样一个人待在房间里乱想，得出门运动一下。我听话地擦擦眼泪，换上球鞋，去后面的晒谷场上跑了两圈。这时，雪霁的视频电话也打来了。我接起来，镜头里不仅有她的笑脸，还有我的苦瓜脸。她在电话那端鼓励着我，我心里却想着不知道自己能不能扛过今晚，感觉自己的生命在一点点消失，火焰即将熄灭。我虽然不会去采取自杀的行动，却期待着来一场意外事故，让我的痛苦和我一起消失。

那个除夕夜很特殊，大家开心地放烟花，我身处热闹之中，心却似乎在云天之外，在宇宙当中，用一种上帝的视角看着热闹的人们。还记得有一个特别的大烟花是特意点给我的，我本想用手机拍视频，但不知怎的没点上，手举了半天，最后只拍下了烟火熄灭的那两秒。那时的我，脑袋里一片糨糊，处处都感受到自己的无能，以前事情没做好我还要掩饰一下，现在的我只有深深的无力感，连掩饰都懒得掩饰了。

同样是在农场，可第二次和第三次抑郁症发作时，我对这个环境的感受却完全不同。这让我明白了，并不是客观环境决定我的状态，而是此心决定此景。正所谓境由心造，人由己救。世界上最难的事不是改变环境和物品，而是改造自己这颗心。回到城里后，我的生活就在出游和短暂回家之间循环。

哥哥、默然、曦曦轮换着带我出游。在出游的车上，他们轮流开车，我只负责在副驾驶座上看风景和睡觉（充足的睡眠能让身体渐渐恢复）。工作、生活琐事、孩子，我通通都放下了，只是管好自己。我成了不明就里的朋友眼里的"游神"：前一天我还在市里，后一天我可能已经出现在某个风景区；今天我还在家附近，第二天我可能已经奔赴大理无量山，在某棵千年古茶树下蹲着。在这样好长一段流浪的日子里，在家人和朋友的陪伴下，我的神经开始一点点放松。家人和朋友耐心地陪着我，不预设我什么时候能恢复，也不催促我，任我按照自己的身体需要一点点地来。他们给了我极其宽松和富有支持性的环境，这对于我的康复万分重要。

☆☆ 小知识 ☆☆

如何避免自杀的悲剧？

得了抑郁症，绝不代表一定会自杀。但当症状达到相当严重的程度时，机体为了避免极度的痛苦，自杀的念头确实会随之而来。患者自杀的目的常常是追求解脱，死亡常被他们看作脱离苦海的唯一方式。但事实上，患者常常并不想死，只是找不到让光亮照进来的方式罢了。

预防因抑郁症自杀的最佳办法是尽早进行正规治疗，不可有侥幸心理。在患病初期，对患者而言最重要的事是面对自己的抑郁症并接受治疗。它只是一种病，有病就得治。

患者要避免接触锋利的物品，避免到高处，让家人代管药物也是有效的办法。定期与家人和朋友联络，在特别紧急的情况下，可以拨打心理援助热线（本书附录 3 中有部分城市的心理援助热线电话号码），或报警电话。住院也是可行的办法。

有自杀意念者的家人和朋友应该注意些什么呢？

首先，不必担心跟患者本人讨论自杀这个话题。人们常常因为恐惧死亡或担心讨论后患者真的自杀而对此避而不谈。但实际上，温柔而直接地询问患者是否正在和自杀的想法做斗争，不会让本身没有这个想法的患者往这方面想，而且很有可能让患者感到放松，因为你把他的生命看得很重要，这一点会给抑郁症患者很大力量。

其次，尽量不要让中、重度抑郁症患者独处。避免让患者接触大量的药品、酒精或尖锐物品，避免让其到高处。当发现一些反常的迹象时，要大胆询问他是不是有自杀的想法，必要时可以报警。或许，你在关键时刻可以救他一命。

最后，陪伴者要清楚自己并非专业人士，给予患者力所能及的陪伴和帮助就非常好了，不要期望自己改变患者。把专业的事交给专业的人来做。你只需定期与患者联系，确保他的安全。当被患者要求为其保守自杀的秘密时，不要答应。生命比面子、承诺更重要。

在危急时刻保持清醒的头脑，及时与专业人员联系并取得有效的帮助，既不忽略症状也不过度反应——这些对患者本人和陪伴者来说都至关重要。

6

康复

哥哥在这次陪伴我的过程中，观察到我的情况有起伏，建议我去医院开药，再次开始服药。可固执的我认为药物并不能真正治好我，毕竟上次我停药后不是也好了吗？再说了，在这个陌生的城市，我也没有熟悉的医院和医生，一线城市大医院的专家都没能把我治好，我又能去哪儿看病呢？我茫茫然，像无头苍蝇一样挣扎，却没有方向。于是我就推说"还不用"，拒绝了哥哥（此处有大坑）。又熬了一段时间，我实在太痛苦了，只剩下一个念头：我要治好自己，我想康复！只要能被治好，什么方式我都愿意尝试。哥哥帮我用手机挂了号（那时我连看手机都无法集中注意力，稍微有点儿不顺利我就抓狂），陪我去医院，陪我在人山人海中见医生。我乖乖地吃药，乖乖地休息，乖乖地跟着好友们出游。药物、休息、时间起了作用，我的症状一点点地减轻。

在这次恢复期间，在好友默然的带领下，在我认为自己已经虚弱得连站立都要扶墙的情况下，我发现我仍然能打球，虽然水平不如以前高，奔跑得不如以前快，但我也没有因为承受不了而躺倒！坚持了几次后，我发现自己在运动过后状态明显回升，就像回到了以前早晨难受晚上亢奋时美好的夜晚时光。我对自己说："运动总好过吃药吧，运动总好过去住院吧！"于是，我开始每周有规律地运动。曾有人说，当你特别想做某件事的时候，全世界都会来帮你。确实是这样。在这个阳光之城，我从一个球友都不认识到认识一个、两个、一群、更多……球技一点点捡回来，我又开始参加比赛，经过一段时间，我发现自己的体力竟然比得上 20 年前的自己了。这些点点滴滴的变化让我意识到，自己正走在正确的路上，就像疾病不是朝夕之间就得上的，康复也要有耐心，不可能一蹴而就。但只要方向对了，康复是迟早的事。

现在的我生活得很好，很平静，内心不再有惊涛骇浪，情绪不再如坐过山车。我的内心多了一分安定，遇到问题不再会马上产生情绪起伏，而是会反思。我的躯体症状都消失了，也重拾自己的各项爱好。我每周打球 3~4 次，每天早晚各练习一次瑜伽，也能良好地跟孩子们相处。最重要的是，我又能感觉到开心和快乐了。我出门前会把自己打扮得美美的，爱上吃冰激凌，爱上和朋友逛街，继续学英语、看书、写作。经历了这一轮轮的苦难后，我觉得我的人生更沉稳了。我的人格趋于完满，既可以有水的灵动，又可以有山的庄严。

我万分感恩在我患病的那几年对我不抛弃、不放弃的家人和朋友们，我也感谢自己在他们的帮助下没有放弃自己，没有去寻找所谓的解脱。我没有当逃兵，所以我才能欣赏如今的美景。

孩子们现在也很好。他们仿佛也随着我的康复而重新恢复了活力，有时乖巧，有时调皮，是孩子该有的样子。他们不仅在听大人怎么说，也在看大人怎么做。我深深地相信，生命天生就是向善、向上、向好的，只要不被过度干涉或压抑，生命的种子就一定会破土而出，茁壮成长。

也许你会说我是幸运的，也许你会说："你怎么知道以后不会再次复发呢？"你说的都对，但也不全对。抑郁症对我来说，就像是生命的馈赠。它让我很痛苦，却让我得以从以前的生活模式中挣脱，让我停下来，也让我能取得家人和朋友的关注、支持。天知道一贯独立好强的我心里是多么需要这些。

抑郁症让我反思自己过往的生活，与家人有了更深的联结，我也算是因祸得福。这本书，就是我对自己过往生活和思维方式的反思，也是我人生的一次整合和境界的提升。如果机缘凑巧，这本书恰好被你看到，那么请停驻片刻，短暂地阅读。也许它能让身心俱疲的你停下来一会儿，不至于冲破那道底线去经历抑郁症的侵袭；也许它能让正被抑郁症困扰的你看到还有希望，不至于放弃，有办法回到生病以前的生活，甚至使人生境界因此得到提升。

生命是场从生到死的修行。无论是个人能力的提升，还是心灵的成长，都是一辈子的事。在这条路上，我们不孤单，只是需要多一些分享，多一些真诚，多一些勇敢。

☆☆ 小知识 ☆☆

抑郁症患者康复后如何保护自己？

如前所述，在康复以后，如果没有很好地呵护自己，抑郁症极易复发。所以，在康复之后，还有很多事需要做。

首先，让治疗再继续一段时间。抗抑郁药物的使用要遵照医生的吩咐逐渐减量直至停药，切不可自行减药或停药。突然停止服药有可能导致严重的戒断反应。抗抑郁药物的使用需要足量、足疗程，如果是复发，就需要吃更长时间的药。持续接受心理治疗对于预防抑郁症的复发非常有价值。维持心理治疗的目标是帮助患者应对那些可能再次触发抑郁症的压力事件，建立起新的认知模式和情感模式，提高应对技巧，促进个人成长。

其次，患者要维持身体健康。保证睡眠时间对康复后的患者来说非常重要，每天保证 8 小时的睡眠时间，这和服用药物与接受心理治疗同等重要。同时，须坚持健康的饮食习惯，吃丰富的水果、蔬菜、豆制品，适量摄入肉类和乳制品。

最后，坚持运动，把运动作为一种维持性治疗。适量的运动可以增加多巴胺和内啡肽等神经递质的分泌，提高其活性，有效地降低抑郁症的复发率。当运动成为习惯后，就不会再有"坚持"这一说，患者能真实地感受到运动带来的身心舒畅，从而远离抑郁症。

说到底，患者要维持健康的生活方式，这是对抑郁症患者最有效的长期保护措施。或许会有各种诱惑和阻力来干扰你，但是别忘了自己在抑郁症发作时的痛苦和家人的担忧，为了自己，为了爱你的和你爱的人，要珍惜自己。之所以强调这个问题，是因为人很容易好了伤疤忘了疼，这是常态，但是对抑郁症患者来说，如果你充分重视，完全可以避免复发。容易的事有时却很难做到，所以请一定重视。

第二章

理解抑郁症

1

得抑郁症不完全是坏事，也有其积极意义

通常，在得知自己得了抑郁症时，人都会经历从震惊到想不顾一切地治疗或寻求帮助，再到因不能立刻见效而疲惫的过程。每个阶段的时长与个人经历、情绪和承受能力等有关。然后，有的人不放弃、不抛弃，在时好时坏中艰难前行。有的人失去耐心，转而放弃自己，走上绝路，生命戛然而止，给亲人、朋友乃至家族留下永远难以弥补的伤痛，令人唏嘘。所以，现在许多人视抑郁症为猛虎，有人甚至称之为"精神癌症"。

抑郁症真的这么可怕吗？难道得上就没救了吗？纵观人类千万年来的进化史，人是何等充满智慧的生物。如果抑郁症没有一点儿益处，为什么没有早早地消失在人类发展的历史长河中？

在抑郁症第三次发作的康复后期，我参加了一期由北京大

学刘兴华教授主讲的线上正念课。在一次课上，刘老师讲到了负面情绪的作用。我问刘老师："您说焦虑、恐惧都有保护生命体的作用，那抑郁的功能是什么呢？"刘老师是这么回答我的："抑郁产生是因为以前累积了太多的挫败感，需要个体进行反思，这是身体在告诉我们需要停下来。"我深以为然。

回想得抑郁症之前的日子，我在生活、工作上处处要强。我丈夫也是个很要强的人，他做惯了领导，总是用挑剔的眼光来看待一切，这套思维方式也被他带到了家里。所以那几年，我在家里感到特别压抑，孩子们想必也有一样的感受。他们还小，抵抗的能力更弱，更加压抑，因此两个孩子就用反复生病和哭闹来表达。那时的我疲于应付这一切，没有时间停下来观察、反思，直到把自己累崩溃。我在家庭生活、子女教育上面有很强的挫败感，很无力，身心俱疲。是抑郁症让我不得不停下来休息，让身边的亲人、朋友关注到我也一样需要他们的关心，需要他们帮我分担。虽然这个过程无比痛苦，但以往的家庭模式得以打破，新的边界和观念开始建立。

我一直有点庆幸的是，抑郁症发生在我身上，而不是两个孩子身上。我作为家里最弱的一环出了问题，是替罪羊，也是首当其冲者。但我是个成年人，我还有康复的力量和机会。如果这个病发生在任何一个孩子身上，境况都将比现在糟糕得多。

我学习的心理学知识让我知道，越是在生命早期受到的创伤，越难以治愈，甚至会影响一生。就像那句很流行的话所表达的：幸福的人用童年治愈一生，不幸的人用一生治愈童年。因工作关系，我遇见过很多得抑郁症的孩子，那种痛和无奈，将会伴随他们一生。

在我看来，抑郁症既不像"精神癌症"那么可怕，也不像"心理感冒"那么轻松。我更愿意把它看作神经系统的一场"病毒感染"。不吃药就能自己痊愈的可能性微乎其微，就算能好也得拖上几年，搭上半条命。积极就医，做心理治疗，双管齐下，这会让我们的生命境界得到提升，让我们更好地了解自己的身体和心灵，让生命更有深度。

所以，抑郁症固然是种顽疾，但也是一个契机，是生命之手在敲门，告诉我们一定是哪里出了问题，应及早注意并调整。一切都还来得及。

2

我的抑郁症成因及其是如何被治愈的

前面详述了我得抑郁症的经历及被治愈的过程，现在简要分析一下我得抑郁症的可能原因，并总结一下我能够被治愈的原因。

我的抑郁症成因分析

根据精神分析原理和认知理论，个体是否会患上抑郁症取决于在一定时间里是否出现了能激活那些抑郁症易感性的必要的情境。

回想童年，我从小受生活所迫，没有在父母身边，而是住在农村的外公外婆家，因而内心缺少安全感。家里唯一被我认作温情来源的爸爸在我16岁时因事故突然去世了，这让我的精神支柱直接坍塌。妈妈能干而强势，在我的童年记忆中，大多是对她的害怕。这些经历让我有了较高的抑郁症易感性。精神分析指出，母子二元关系加上后来插入的父子关系，是个体与世界一切关系的原型。我与世界最初的关系是不安全的、易断裂的。成年以后，我对权威既渴望又害怕，处于低自尊状态。因此，我选择了这样的丈夫，他的强大吸引我，但也让我心生恐惧，这在年轻时还好，但进入中年以后，我的自尊一再被贬损，内心的力量越来越弱。因为小时候的创伤性经历，以及成年后那些使我回想起当初的创伤的情境，加上积劳成疾，我的神经变得敏感而脆弱，因而我就更容易抑郁。这个新的联结一旦建立，在外部环境和我的心理图式没有得到改变的情况下，我当然就会一而再再而三地陷入抑郁症当中。

总结一下，我的抑郁症形成原因有如下几点：

1. 幼年形成的敏感、没有安全感的性格；

2. 成年后的压力环境；

3. 使自尊降低的情境；

4. 突发性事件及无法解决的困境。

在自尊遭受一定次数的连续打击，以及对生活的无力感持续一定时间后，这一切都超过了我的承受极限，我不抑郁谁抑郁?!

我的抑郁症能够被治愈的原因

外部原因：

1. 家人和朋友强有力的支持。每个人都不是孤立存在的个体，都有由家人、朋友等构成的支持系统。当自己遇到困难时，打开心扉，接受来自支持系统的帮助很重要。

2. 医生富有经验的诊断及给药，以及每个月及时调整药物的用法和用量。

3. 精神分析家强有力的支持和帮助。这让我能够反思自己，既看到自己的优点又不回避自己的问题。

内部原因：

1. 当我感觉自己的状态不对劲时，我能及时求救，并没有因病耻感而掩饰自己的问题。

2. 当朋友建议我就医时，我听从了。我积极配合，并且严格按照医生的嘱咐按时按量服用药物，这让我的身体及神经系统得到了及时的支持。

3. 我接受了较长时间的心理治疗（精神分析）。心理咨询师能帮我梳理自己的成长过程，找出塑造我性格的事件、心理活动及成因，并提供了完全不同的视角和思路，让我的情绪不再被卡住，让我的人格得以重构。当然，这不是靠心理咨询师单方面完成的，这里面也有我的积极配合。心理咨询师只是我们成长路上的拐杖，用不用、怎么用，完全取决于我们自己。

4. 持续地学习和成长。成长之路贯穿人的一生，并不仅仅局限于上学期间。我生病后，曾思考为什么自己会生病，为什么是我。后来的学习和体会告诉我，怎么不会是我？当然是我！

我从小没有在父母身边生活，小时候更多是待在外婆家、奶奶家，甚至祖奶奶家。虽然身边也是亲人，但我还是有强烈的寄人篱下的感觉，很缺乏安全感。虽然后来我有 3 年时间在父母身边生活，但母亲性格比较强势，加上她重男轻女，我在家里的存在感很弱。人们常说，记忆是有选择性的，通常，不愉快的、令人难过的事更容易被记住，快乐的、开心的事容易被遗忘。对我而言也是这样的，我的记忆里很多是母亲责打我、宣称要将我丢弃等伤害我的场景。生活中只要一出现冲突，我就仿佛又变成了父母争吵时那个无助的小女孩。能让我感觉到温暖的只有父亲，但父亲生性软弱，并且在我 16 岁那年因事故突然离世，我的天空随之坍塌。这也是我内心那么渴望一个稳定、安全的家的原因。

弄清楚了这些小时候的经历对我的影响，我对伴侣的选择就完全可以说得通了——我有意无意地选择了一个样子像我父亲，但性格像我母亲的丈夫。我在两个强势的人身边生活，还要照料两个孩子，在起争执时，曾经的我无意识中采用的应对方式是我父亲式的隐忍和退让。但结果往往不尽如人意：强势的一方更觉得自己有理，更咄咄逼人；而我则越退越弱，退无可退时就生病了、崩溃了。以为是偶然，其实都是必然。

回顾了抑郁症在我身上形成、上演的经过，可见我生病的根本原因还是在于我处理与自己关系的方式不对。小时候的我自卑、敏感、缺乏安全感，长大后我以为婚姻能为我挡风遮雨，没想到最大的风雨竟然来自婚姻内部。最终，抑郁症让我看清，终极治愈之道还是要学会爱自己，肯定自己。我曾经一见到，甚至听到母亲说话就害怕得发抖，但经过多年的心理治疗，我在内心当中与母亲和解了。我理解了，在那个年代，她已经尽其所能地给了我最好的条件；理解了她人到中年的无奈；理解了丈夫突然去世，她独自抚养一双儿女的艰难与不屈……

我与丈夫的相处模式，与我幼年时与亲人的相处模式如出一辙。我回避冲突，当对方强势时，我如果靠生气无法搞定，就只会退让。我以为做个听话的妻子，就能不让关系破裂，生活的小船就不会翻。谁知道，配偶与亲人不是一个量级的，夫妻关系也不是亲情关系，看着相似，但实质是不同的。

在看明白这些后，亲子关系、夫妻关系都不再束缚我，什么都不能阻挡我追求完美人格和完满生活的心。余生，我想要对自己好一点儿，放下心的羁绊，让自己自由。

在人的一生中，总会出现各种选择。当选择来临时，是勇敢改变还是在原地苟且偷生？我想活好这一世。我的恩师教导我们勇敢，要活出大山大海的感觉。我深以为然。只要我们的勇敢不妨害他人，又有何不可呢？

从来都没有救世主，也从来都没有阻止我们的恶魔。真正阻挡我们的生命更完善的，是我们自己的心。只有改变内心，才能真正自由。这是最简单的道理，而改变自己这颗心也是最难的。

时不时可以问问自己：我是被爱的吗？其实我们都是被宇宙爱着的孩子。只要我们愿意，我们可以得到任何自己需要的人、事、物。

当生命充满爱和喜悦时，又会有什么困难？我们拥有一往无前的能量，生来如此！

3

其他人如何被治愈？

　　我的经验和体会能推及其他人吗？可以复制吗？这个问题一直困扰着我。如果不能复制，那我只是在说我的故事，与旁人无关；如果能推及其他人，让别人有所借鉴，提炼出共性，那本书的意义将有很大的不同。

　　我想，我的经历不可复制，但可以从中提炼出一些可供参考的点，因为我也是众生中的一员。正所谓，众生即我，我即众生。

　　如前文所说，抑郁症的治疗方法有精神药物治疗、中药治疗和物理治疗等等，但这些本质上都只能治疗抑郁症的症状，并没有回答"为什么会形成抑郁症？"这个问题。针对一个问题或现象，我们不仅要了解它是什么，更要知道它是如何形成的，又是如何被解决的。

　　关于抑郁症的形成原因，本书前文中有所提及，但还不够。

常见的生理因素、遗传、性格、认知、负性生活事件等都只能说是在抑郁症患者身上发现的部分原因。在同一家庭中（有相同的生活环境），在有类似基因的人中，在遭遇类似负性生活事件的人中，有的人抑郁了，有很大一部分人却没有。所以，不要纠结于自己是否有抑郁症或其他心理疾病的家族病史，因为这是我们个体无法改变的；但我们可以让这些"抑郁基因"没有表达的机会——修炼自己的心性，不断地提升自己。

仅仅提升认知是不够的，虽然这已经很难了。我的恩师常常说，做事的理由及感悟是在事后出现的。所以，我呼吁读者朋友，如果你有强烈的想做某事的愿望，它既不违犯法律又不伤害别人，何妨为自己做一次？我也呼吁广大病友，不要指望来世，先活好这一世。只有不断修习，打破束缚自己已久的条条框框，慢慢地你才会找到自己生命的意义。不必想太多，意义是在做了之后才会出现的，心会指引我们。

勇敢地去生活，活出大山大海的感觉。

生活虽然充满挑战，但请勇敢接受并克服困难，人生的境界会在历经这些磨难之后不断提升。祝福每一颗不屈的心！

4

如何找到合适的心理咨询师？

目前国内在抑郁症的药物治疗（这里主要指西药）方面已经很规范，只要是综合类三甲医院，大都有心理科、精神科或身心健康科，预约挂号就能找到医生，得到治疗。但是寻找心理咨询师（在本书中，咨询师是对以谈话为主要工作方式的心理咨询师、心理治疗师的统称）的途径却仍不那么规范，通常，从以下几个渠道可以找到心理咨询师。

1. 医院。三甲医院通常有心理科，但是效果不好保证。首先，医院中能做心理咨询的医生一般少于能开药的医生，所以患者常常要排队很久才能做上咨询。其次，医院与专门的心理诊室不同，医院的人流量大，私密性和有效面诊时间较难保证。我曾经在医院见到，一个患者排队很久，好不容易才可以进诊室做心理咨询，结果，诊室里除了医生，旁边还坐着三四个助理医生，他们手里都拿着小本子，一副要认真做笔记的样子，患者顿时就不想说话了。须知，心理咨询工作的首要原则就是保密，而且需要咨询师与来访者建立起相互信任的关系，这种几个人同时在诊室里的设置显然是不适宜的。最后，精神科医生和心理咨询师的培养方法截然不同。作为患者，我们要区分自己是要找开药的人，还是要找通过谈话做治疗的人。建立合理的期待，这一点很重要。

2. **网络**。通过搜索引擎及心理咨询网站等平台，确实能够比较方便地找到明码标价的心理咨询师。但有一个问题是，愿意在网络平台接咨询的咨询师通常是新手，需要积累更多的个案来增加自己的临床经验，而经验丰富、职业素养过硬的咨询师通常时间早已经排满了。如果只能通过网络寻找咨询师，我建议你在开始咨询前详细了解他的学历、受训背景、理论流派等，尤其是临床经验、咨询小时数。就算咨询师有所夸大，也还是能看出一点儿实际情况的。

3. **朋友推荐**。如果有熟人做过咨询，或有了解的咨询师，那是最好的。不过要注意心理咨询的回避原则，避免双重关系（例如，你与咨询师既是咨询关系又是朋友关系，或既是咨询关系又是亲人关系，等等）。双重关系不仅无法保障效果，还会影响到原有的关系，所以熟人、亲人、朋友之间是不适宜给对方做咨询的。

心理咨询师的治疗流派主要有：

1. **精神分析疗法。**精神分析学派是由心理治疗的开山鼻祖弗洛伊德创立的，是最早的心理流派，对世界影响巨大。在精神分析出现之前，人们认为是意识决定了人的选择和行为，而弗洛伊德开创性地提出，是无意识决定了人喜欢或不喜欢什么，选择或不选择什么，这对于人类对自身的认识是颠覆性的。弗洛伊德一生的著作极为丰富，主要作品有《梦的解析》《日常生活的精神病理学》《性学三论》《图腾与禁忌》《精神分析引论》等，建立起精神分析庞大的理论体系。继弗洛伊德之后，荣格、阿德勒、克莱茵、多尔多，还有集大成者拉康，对精神分析理论进行了推进和发展，对后世影响至深。

精神分析工作的主要原理是通过自由联想、移情、释梦等方式，让分析者意识到自己被压抑到无意识中的情结、情绪，使这些被压抑的能量得到释放，降低它们对分析者自身的影响。所以，精神分析学派也被称为心理动力学派。进行精神分析的治疗师被称为分析家，来访者被称为分析者。精神分析的工作频率通常为一周 1~3 次，有采用弹性时长的，也有用固定时长的。分析室有的是传统躺椅式的，有的是沙发式的。目前在国内，精神分析家遍布成都、北京、上海、广州、深圳、西安、昆明等主要城市。

精神分析的优点是，通过对分析者的心理进行深度分析，能从较深的层面解决分析者的心理问题（包括抑郁症，其作用原理参见本书附录部分《从精神分析的角度理解抑郁症及其治疗》一文），因此精神分析理论又被称为深度心理学。精神分析的缺点是需耗费的总时间较长，分析者甚至有可能需要做上几年甚至 10 年以上的分析，相应地，总费用也较高。

2. 认知行为疗法。认知心理学和行为心理学是心理学的两个主要理论流派，在抑郁症的治疗中常被结合采用，形成了认知行为疗法（Cognitive Behavioral Therapy，简称 CBT）。

认知行为疗法关注影响情绪的思维方式和行为模式。其理论认为：人的情绪来自人对所遭遇事情的信念、评价、解释等，而非来自事情本身。认知心理学家阿伦·贝克在他的经典著作《抑郁症》中指出了抑郁症的认知模型，从认知的角度阐释了抑郁症是如何形成的。在他的认知理论中，"认知"是指认识活动或认识过程，包括信念、思维和想象。贝克以认知三联征、认知歪曲、自动化思维和潜在的抑郁认知图式为核心概念来解释抑郁症的产生。常见的不合理认知模式有不合理臆测、以偏概全、贴标签、非此即彼等。

认知行为疗法的主要着眼点在于患者不合理的认知。其工作原理是通过改变患者对人或事的看法与态度，来改善其感受和情绪等心理问题。本书所提及的正念也是其中一种治疗方法。

认知行为疗法的优点是见效快，通常 3 个月左右就能看到改变；缺点是无法触及人格结构的深层部分（如无意识），病情可能会先有一定缓解，然后突然加重。认知行为疗法的费用根据心理咨询师的能力、资历、名气等而定，差异较大。

3. 人本主义疗法。人本主义理论认为，不正常的行为不能只靠探索无意识或者改变人的反应来纠正。要相信患者，只要患者从治疗者那里得到温暖和鼓励，发挥自己的内在潜能，他们完全有能力做出合理的选择并治疗自己。人本主义理论的核心概念有自我实现、自由意志、巅峰体验等。

人本主义理论用依赖和独立来解析抑郁症的产生。（当个体丧失可依赖的工作、朋友、健康等后，个体被迫独立，抑郁症就可能发生。）人本主义疗法的原理是通过为求助者创造无条件支持与鼓励的氛围，使患者能够深化自我认知、发现自我潜能并且回归自我。患者通过改变自我意识来充分发挥积极向上的、自我肯定的、无限成长的和自我实现的潜力，以改变自我的适应不良行为，矫正自身的心理问题。有人本主义理论背景的心理咨询师的主要治疗方式有来访者中心疗法、团体治疗、存在分析治疗、现实治疗等。

人本主义疗法并无固定的技术模式，但通常会把握以下三个原则：理解、包容、关注。

除了上述心理治疗流派，读者朋友还可能听说过存在主义疗法、格式塔治疗、家庭治疗、折中治疗、整合治疗等治疗方式，其中许多也是从上述三种理论流派发展演变而来的。

在找咨询师前，问问自己以下问题：

1. 我想找一位□男性/□女性咨询师。
2. 我想找一位年龄在□ 30~39/□ 40~49/□ 50 岁及以上的咨询师。
3. 我想找一位擅长：□个人成长、□婚姻恋爱、□亲子关系、□抑郁症、□焦虑症、□强迫症、□人际关系的咨询师。

在初次见咨询师时，可以理直气壮地询问该咨询师所受的教育培训经历及临床经验、理论流派、是否有个案督导经验（有个案督导经验表示该咨询师的临床个案有经验更丰富的咨询师来指导）。一位成熟的咨询师会保持开放的态度，他也希望来访者对咨询及他本人有所了解，然后再开展工作，而不希望埋下咨询脱落（即来访者提前终止咨询关系）的隐患。

相对来说，较发达城市的心理咨询师更多。如北京、上海、广州、深圳有各种心理咨询协会，成都有精神分析中心，查询其微信公众号或微博，都能取得联系方式。

在确定咨询师后，要询问咨询师工作的频次及收费标准。

通常，一周的咨询次数为 1~3 次，每次 50~60 分钟。一些拉康派的精神分析家会采用弹性时间制，即每次分析的时长不是固定的，分析家会在他认为重要或特殊的节点上停止当次分析。

除了传统的一对一、面对面的心理咨询，还可以通过电话、网络（通常用微信、QQ 等有视频会议功能的软件）等进行咨询。这些远程咨询可以做，但相对于传统的面对面咨询来说，会有部分不足，有经验的咨询师会通过不同的设置来弥补这种不足，如首次咨询必须用面对面的形式，或每隔一段时间必须做一定时长的面对面咨询等。这些可以由来访者与咨询师讨论决定。

我受过精神分析训练，可以简单介绍一下精神分析家的工作方式。

首先，分析者需要给分析家打电话预约。通常，分析家会在电话里简要询问情况，以决定是否接这个个案。（分析家需预估一下双方是否匹配，因为彼此都不想浪费时间。）

分析者应在约定好的时间来到分析室，之后，分析家通常会为分析者指引座位（有传统躺椅式的，也有现代沙发式的）。分析家可能会问："我有什么能帮你？"分析者便可以开始言说自己的现状及困惑。有的分析家什么都不会说，而是等待分析者的言说。除非是在某些极特殊的情况下，分析家和分析者共同讨论决定可以有其他人加入，否则你是不可能在分析室里见到第三个人的。

我第一次做分析者时，就因为不知道怎么开口，一直等待分析家询问，当然，即使不说话，分析费也还是一样要付的。

在一次分析的时间到了后（或者在分析家认为可以结束时），分析家通常会说："今天我们就停在这里吧。"通常，在头几次分析结束时，分析家会强调分析的频次或下一次分析的时间，然后分析者付费、离开。

分析家有可能会要求分析者记下那段时间的梦，并在下一次分析中讨论。释梦，是精神分析的一项重要工作。有兴趣的读者朋友可以阅读弗洛伊德的著作《梦的解析》。当然，也不是每位精神分析家都会做释梦的工作，因为精神分析本身也分不同的流派，工作方式及分析的设置会略有差别，但总的工作原理是一样的。对精神分析感兴趣的读者朋友也可以详细阅读本书附录中的《从精神分析的角度理解抑郁症及其治疗》一文。

精神分析通常会持续一年，甚至数年的时间。精神分析耗费的时间虽长，但它在人格重构、触及深层问题方面是优于其他心理治疗流派的。精神分析的持续时间没有一定之规，通常会在分析者认为可以或分析家认为可以结束的时候结束，但后一种情况并不常见。

5

抑郁症患者如何用药？

如果你发烧了或摔断了腿，其他人会立即理解并主动让你休息，但抑郁症不同，它看不见，也无法被其他人感受到，很可能不被人理解，然而，病情发作时带来的极度虚弱感、判断力丧失、注意力不集中却真实存在。很多抑郁症患者都曾描述过，那种头脑不清楚的状态像是脑雾。抑郁症能让人的社会功能严重受损，我曾用"非战斗性减员"来形容某个单位的个别员工患上抑郁症的情况。由于抑郁症的隐蔽性，患者身边的人很难理解，甚至会用"矫情""娇气""软弱"等词语来形容患者。有些人会认为患者的性格有问题，从而疏离患者，这对一些患者来说是巨大的打击。所以，抑郁症患者本人要意识到抑郁症是一种病，跟生理上的病没有什么区别，要主动求助并接受治疗，这至关重要。患者的家人也应理性对待这种病，给患者一切可能的支持，给患者创造有益于康复的环境，这种支持对于治疗过程非常重要。

抗抑郁药物对于缓解症状、减少患者不适感的作用已经得到了公认。在接受治疗后，患者应严格按照医生的嘱咐服药。但事实上，有相当大一部分抑郁症患者由于担心副作用、害怕产生药物依赖等而拒绝服药，默默地抗拒，寄希望于自己能随着时间流逝慢慢康复。殊不知，抑郁症持续的时间越长，症状很可能会越来越严重，后面你需要付出的代价也越来越大。如果你自身状态符合前面章节里描述的抑郁症症状，不要犹豫，让专业的医生来判断你是否需要治疗。切记，治疗是康复的开始！

还有很大一部分患者在服用药物两三个月，感觉自己的状态有所好转后就停止了服药。据统计，50%~60%的抑郁症患者会在服药后10~16周停药，仅22%的患者进行有规律的药物治疗。随意停药的做法很不可取。抑郁症的治疗通常需要持续较长的时间，在导致抑郁症的根源问题没有得到解决时就断然停药是很危险的，停用有些精神类药物还会出现戒断反应，所以减药及停药要由医生来判断。切不可自行减药及停药！

我在抑郁症第二次发作时，也就是服药一年后，由于有一段时间从事体力劳动，偶然发现自己不服药也能吃能睡，就以为自己不需要药物了，受中西药之苦已久的我开心地扔掉了几乎全部的药。但是，6个月后抑郁症再次复发。后来医生告诉我，其实当时我并不是可以停药了，只是因为药物在我身体里达到了一定的浓度，所以我的状态挺好。6 个月的时间里，身体里的药物慢慢被代谢掉了，所以我的抑郁症再度发作，这一点儿也不奇怪。而且这一次，我因为身体之前产生耐药性而不得不改药，而且需要服用的药量比之前更大了。这是多么现实的教训。所以，患者不可随意停药，而且停药后的 6~9 个月是比较关键的时期，患者要减少工作量，保证自己的休息时间，切不可太过疲劳。不可以自以为病好了，就甩开膀子工作，把自己当作一个没有生病的人。

6

失眠与抑郁症

人的一生应有将近 1/3 的时间花在睡眠上，但现在由于生活节奏快和工作压力大，很多人远达不到这样的标准。有的人即便达到了，睡眠质量也得不到很好的保证。长期失眠对身体和精神的危害极大，长期睡眠不足的人容易罹患心脏病、胃病、多种癌症、神经系统疾病，以及精神疾病。

失眠与抑郁症的产生关系密切。研究发现，约 90% 的抑郁症患者有失眠的症状，5%~30% 的失眠患者同时伴有不同程度的精神障碍，如抑郁与焦虑。所以，管理好自己的睡眠质量，可以有效避免抑郁症的侵袭。我就是在大约 3 年没法睡好觉后，患上抑郁症的。

由于现在社会节奏快，工作和生活压力增大，睡眠障碍已经成为一个普遍问题。年轻人由于贪恋玩手机、打游戏，常常熬夜，这些都可能增加患抑郁症的风险。人的身体是有节律的，如果长期破坏生物钟，就会让身体陷入紊乱当中，造成一系列后果，如内分泌失调、焦虑，甚至抑郁。

从医学的角度看，失眠会导致神经递质分泌异常，一些神经递质会影响人的情绪，它们的异常与抑郁症高度相关。

所以，保持正常的睡眠与生物钟对于预防和治疗抑郁症非常有价值。作为普通人，我们应保护好自己的睡眠，这不亚于一场战斗。

由中国科学院心理研究所调查编写的2020版"心理健康蓝皮书"《中国国民心理健康发展报告（2019~2020）》（以下简称蓝皮书）提到，中国青少年睡眠不足现象继续恶化，95.5%的小学生、90.8%的初中生和84.1%的高中生睡眠时长未达标。睡眠时间严重不达标，将极大地影响中小学生的身体发育和身心健康。给学生减负、保证学生的睡眠时间，也有利于减少抑郁症的发生。

作为成年人，我们也应高度重视睡眠的重要性。如果你超过两周有入睡困难或早醒等现象，就可以判断自己有睡眠障碍。

关于睡眠，有几个认识上的误区需要了解，如"年纪大了，睡眠自然就少了"，其实不然。有研究表明，人们的睡眠时间在成年以后基本保持恒定，关键是睡眠模式。还有一种说法："夜里没睡好，白天睡也一样。"非也，这样生物钟会被打乱。再如"睡得久，说明身体需要"，然而中医讲"久卧伤气"，长时间卧床会导致气血循环变慢，让身体更疲乏。还有"喝酒有助于睡眠"一说，但其实酒精不但不会帮助人入睡，还会破坏睡眠，让深度睡眠不足，此外，长期喝酒容易使人对酒精产生依赖，并且伤害肝脏。

那么，如何保证我们的睡眠质量呢？

1. 有规律地生活。把保护自己的睡眠放在很重要的位置。每天在固定的时间睡觉，如在晚上 11 点前就洗漱好，把手机放在另一个房间或者不能触碰到的地方，把灯光调暗，躺在床上，然后自然睡去。

2. 在睡觉前 1~2 个小时不过度用脑。现代人的睡眠障碍主要源于用脑过度，神经过度兴奋，所以很多人到了该睡觉的时间还没有困意。可以尝试在晚饭后不思考，不接与工作有关的电话，不进行脑力劳动。这可以极大地降低失眠的概率。

3. 睡前不饮用含咖啡因或酒精的饮品。咖啡因是一种兴奋剂，会让人难以入睡。一定量的酒精可以麻痹神经，让人犯困，看似可以让人更容易入睡，但是实际上却会干扰睡眠。在下半夜，酒精的抑制作用逐渐消失之后，就会导致失眠多梦，使总的睡眠质量下降。所以，睡前饮酒并不能改善睡眠，反而会使睡眠变得更浅。如果实在要喝，也应在中午喝，与睡眠时间要隔开。

4. 非睡眠时间不要待在床上。要将身体当作一个朋友，尊重它，并帮它培养习惯。

5. 练习冥想或瑜伽。睡前冥想一会儿，不仅能帮助我们静心，还有利于睡眠。练习瑜伽能让我们的身体和心灵都得到放松。

7

运动与抑郁症

随着人们对抑郁症有越来越多的关注和了解，出现了一些观点——经常运动的人不会得抑郁症，以及运动能治好抑郁症。真的是这样吗？

2020年5月有这样一则报道：国际职业足球运动员联合会调查了1602名来自16个国家与地区的运动员，发现在468名女运动员当中，22%出现了抑郁症症状，在1134名男运动员当中，出现症状的有13%。澳大利亚的一项调查也公布了类似的数据：在150多名球员中，55%出现焦虑症症状，45%出现抑郁症症状。运动心理学家提出，对运动员的心理疏导刻不容缓。

虽然上述调查结果可能受到了疫情影响，但仍然可以看出，运动并不能使人避开抑郁症。我因喜爱网球，在抑郁症发作前有20年的有规律的运动史，但仍然没有躲开抑郁症。所以，我们不能简单地说有运动习惯的人不会得抑郁症。

另外，如果不幸得了抑郁症，靠运动就能治好吗？答案仍然是否定的。上面的数据就能回答这个问题。如果单纯靠运动就能治疗抑郁症，那长年运动的专业运动员，应该就能自愈了。可见，运动与抑郁症的关系不能这样简单地描述。

但是，运动对治疗抑郁症的确是有好处的。规律的运动能帮助人体分泌愉快情绪所必需的神经递质，如血清素、多巴胺等，运动之后人能明显感觉到状态提升。接受专业的药物治疗和心理治疗，再加上运动，能有效帮助抑郁症患者康复。以下运动方式效果比较理想。

1. 有氧运动，即以有氧代谢提供运动中所需能量的运动方式。有氧运动通常需要全身主要肌群参与，运动持续时间较长并且有韵律。瑜伽、八段锦、太极拳、慢跑、散步等有氧运动是治疗抑郁症最常选用的运动类型，并被证实可有效缓解不同程度患者的抑郁症症状。

2. 抗阻运动，即肌肉在克服外来阻力时进行的主动运动，也叫力量训练，例如举哑铃、绑沙袋运动、拉弹簧、拉弹力带等。不过相关研究数据表明，抗阻运动对于缓解抑郁症症状的作用因人而异，且实验数量相对较少，整体效果不如有氧运动。

3. 柔韧性练习。柔韧性练习能让血脉更加通畅，中国民间就有"筋长一寸，寿长十年"的说法。同样，柔韧性练习对抑郁症患者的康复虽有一定的辅助作用，但效果还是不如有氧运动。

以上三种运动可以结合进行。比如在跑步前后进行柔韧性练习，既可以热身、保护机体，又可以使血脉畅通，让身体感觉更轻松一些；或者每天慢跑 30 分钟，每周增加两次力量训练，用哑铃或轻便的弹力带都可以。

抑郁症患者（健康人士也一样）的运动频次以每周 3~5 次、每次 30 分钟、最大心率 60%~80% 为宜。老年人若每周至少进行两次锻炼，也有助于预防老年抑郁症。

抑郁症患者做运动要循序渐进，最好有人陪伴。由于生病，患者往往长时间精神不振，如果某天因受某种刺激想要发愤改变自己的现状，容易适应不了，运动过量。我在病中有一天心血来潮，一下走了 10 公里，回家就发现关节疼，后面好几天都不得不待在家里。要知道，抑郁症不仅是种心理疾病，还会导致生理性改变。由于饮食、睡眠情况不好，抑郁症患者体力很有限，如果一次性运动过量，有可能会在运动后感觉透支，状态更差。所以，有人陪伴、一起运动非常重要。

对于运动与抑郁症的相关研究探索已经进行了近 50 年，人们已达成共识：运动可有效缓解不同性别、年龄的患者的轻度、中度抑郁症症状，而且患者可通过运动改善体质和睡眠、降低患心血管及代谢性疾病的风险、提高认知功能和生活质量。所以，运动虽然不能代替药物治疗和心理治疗，但我们可以把规律运动作为抑郁症治疗的重要辅助手段。

所以后来，我就把运动当药"吃"，坚持每周 3 次的规律运动和每天早、晚各 30 分钟的柔韧性练习，一直到现在。有人可能会说我真能坚持，其实他们不了解，这不是坚持。"坚持"有种克服困难的意味在里面，我只是从运动中获益了，想着运动总好过大把吃药，所以慢慢养成了习惯而已。如果我能做到，那么我相信你也可以。何不试试？

万事开头难。我虽常年运动，却因为抑郁症失去了对距离的基本判断力，在原本擅长的运动上竟然做得差得离谱，备受打击。但在第三次抑郁症发作后，我在恢复期在运动场上再次找回状态，运动后状态大幅提升。我亲身体验过运动过后容光焕发、神采奕奕的感觉，仿佛恢复到生病以前的良好状态。如果你感觉开始运动很艰难，不妨参照下页的表格给自己做一个粗略的计划。

先别着急做一个月的计划，我们先试一个星期。如果中间某天实在不想运动，那也没关系，只需走出家门，然后再一点点尝试。请记住，一点点地增加运动量就可以了，我们既没有计划去参加奥运会，也不打算把自己练成肌肉猛男／女。相信我，哪怕是为了走而走，为了跑而跑，一段时间下来，你也会发现自己的变化。

日期	星期	运动计划	完成情况	自我感受
		例：走路 10 分钟		
		例：走路 20 分钟		
		例：快走 30 分钟		
		例：慢跑 30 分钟，跑后拉伸		

8

抑郁症病人的自我修复

抑郁症病人要想真正康复，要从改善自我认知和情绪着手。如果这两者没有改变，就谈不上痊愈。心即是理，心能转境。对于同样的事物，不同的人反应可以完全不同。最简单的例子就是，看到桌上放着半杯水，一个人会心想："唉，只有半杯水了，不够我解渴！"另一个人则可能想："太好了，还有半杯水可以喝！"这就是大家常说的悲观与乐观。乐观的人常能看到事情积极的一面，并为未知做好准备，遇到问题就解决问题；悲观的人容易被眼前所见迷惑，喜欢自怨自艾。态度不同的人采取的行动不一样，结果自然也就不一样。积极的人常能调动资源克服困难，会越来越勇敢；悲观的人则行动迟缓，自然结果不好，更在心里加深了自己不行、自己是个倒霉蛋的信念。这个道理好懂，但面对生活中具体的事情时，人们却未必能做到。

我听过一个说法：得抑郁症的都是好人，有些人把脾气、攻击性朝向了别人，而得抑郁症的人把攻击性朝向了自己。这种说法从心理动力学角度来看有一定的道理，但还是未能抓住本质。管理情绪最高妙的办法是不起情绪。我们有没有可能彻底改变认知，让攻击根本无法产生？答案是有的，真的有人能在达到一定境界后，总是看到他人好的方面，每天都乐呵呵的。我的恩师夫妇就是这样一对妙人。

以下是我记录的恩师的一些话语，以及我在经历了这么多事后自己的感悟，供有兴趣的读者朋友一阅。

做人与修行

做人最难的不是模仿某种行为，而是修改自己的"后台程序"（认知和思维模式），这不是表面功夫。我们引以为傲的东西往往是需要被突破的，这一点在成功人士身上更明显。

成就我们的东西常常也束缚我们。或许你因为学问高而有成就，但长年做学问造就的思维模式也让你很难跳脱出来；或许你的企业很成功，但多年的管理经历可能让你习惯了挑毛病，让你的亲人苦不堪言；或许你是位艺术家，痛苦和孤独成就了你的作品，却也让你的生活不轻松；或许你只是位普通的体力劳动者，靠力气吃饭让你感觉踏实，但当你需要做非体力工作时，你才发现力不从心……这样的例子实在太多。如果你也想完善自我，但只是去模仿他人的行为方式，那么你只会变成"四不像"，更加迷茫。有没有解决方法？答案是"有"，即从自己的认知和思维模式入手。多看书，多跟比自己水平高的人交流学习。就算我们学不会人家的某种能力，不断地提升认知也能让我们道德更加高尚，生活得更豁达。

"为学日益，为道日损。"（《道德经·第四十八章》）做学问要靠积累知识、读书、经验；"为道"与做学问相反，是要丢掉，"日损"就是今天丢一点，明天再丢一点，什么都要放下、丢掉。对"为道"而言，需要每天都剔除一些东西，如私欲和成见等。像这样不断剔除，最终就会让心重新回到婴儿般玲珑通透的状态，无欲无求，顺应自然。

知识是不是越多越好？学问是不是越深越好？答案可能是肯定的，也可能是否定的，但这不重要。重要的是有没有将知识融会贯通，化成能指导自己的思想和行动的养分，并且在日常生活中做到，而不是只照搬书本。"学"和"道"本不矛盾，"学"甚至是追求"道"的一个方法和必经的路径，但如果只强调"学"，有时却是在远离"道"。这听起来有些离奇，但事实如此。

做人有三圣师：困惑、意外、奇迹。困惑是因我们智力不及。出现困惑是机遇，指出了我们可以突破的地方。每件事情都有它的框架，你有意外之感则说明要扩大原有的认知框架。奇迹背后是我们的认知盲区。

生活中的困惑常常让我们痛苦，但你有没有想过它的背后可能正酝酿着提升的机会？每个人的认知都有局限，对于超出认知范围的事物常常很难接受。那是不是只要我们排斥，它们就不存在了呢？聪明的你一定知道，这是不可能的。既然它们客观存在，我们要用什么样的态度来看待它们呢？那就是保持开放，接受它们的存在，尝试扩充自己的知识量，站在与以往不同的视角去理解。

修行是一辈子的事。人真正的苦是没法自我超越，感觉不对却改变不了，被困惑推着前行。发现自己的困惑，去"求甚解"，便能前行。修行之路没有捷径，要踏踏实实一步步来，从改变自身的习性入手。修行的第一条即破自我（破除旧有的习性、习惯、做法），很难但值得。

有的人在中年就早早地衰老了，而有的人到八九十岁还充满活力。老话说，活到老学到老，说的就是人的提升永无止境。我们之所以感觉苦，常常是因为被局限在自己的认知模式里。否则为什么面对同样的事，我感觉十分困难，而另一个人觉得根本就不是事儿？改变自我的认知结构可以说是世间最难的事，但也是回报最大的事。

人常犯的三种错误是：

- 舍近求远。不知道"道"就在自身。
- 舍本逐末。看事情抓不住根本，追逐表面。
- 因小失大。人容易因好面子而丢了根本。

这三种例子在生活中数不胜数。犯错不可怕，只要做事就可能犯错，可怕的是我们犯了错却不知道错哪儿了，下次还犯，人生就在这样的重复中走到终点。人生苦短，抓紧时间修正，一切都还来得及。

无论身居何位，始终要有敬畏心，保持谦逊，认真踏实。

微末之时，我们容易保持谦虚和低调；但有成就后，我们就容易膨胀和迷失。须知财富、权力和地位等我们拥有的事物常常不是由我们自己创造的，而是由我们的工作、所处的位置带来的。当工作和位置消失时，我们还剩下什么？唯有这颗心和做人的品格。令人高贵的是精神，它抵挡得住时间和变迁。

任何人都无法真正被别人说服，除非他认识到自己的问题。把身段放在地上，冷眼旁观浮华虚荣，做高贵而谦卑的人。

如果你能说服某人，那常常不是因为你对，而是因为对方迫于压力或考虑到自身利益只能接受。已经懂得的人无须说服，不懂的人即使当时答应，做起来也会走样。尤其是有成就的人，更要小心成就的陷阱。

人前人后要一致。这指的是对天一致，不要拘泥于对人一致。这里的"天"指的是天道、情义。

做人最重要的要一致——内外一致，人前人后一致。不要装，假的总会被拆穿。这里的"一致"是指在天道（客观规律）、道德层面的一致，而不是拘泥于自己答应过某人某事。如果答应的事违背了道义，违背了法律，你却还遵照执行，你会承担相应的后果。

心里要有完美的人格和完满的人生，以此为心中明灯，照亮我们前行的路。

人生而不完美，这才有了丰富而立体的世界，我们也因此相互需要。但人们心中要有信念，要不断提升，朝着完美、完善进发，这样我们前行的路就会清晰而坚定。

做人要讲情义，有担当，有血性。虽然我们常说戒、定、慧，但"戒"还含有行为、习惯、品质、本性、自然等意思，并不是什么都戒掉不能干——不该干的不干，该干的还得干。

做人可以偏居一隅，事不关己，高高挂起，但谁也不能保证自己不会成为事件的中心。做人要讲情义，遵天道，有血有肉。该出手时就出手，只是要分清该干的和不该干的。

记住与不忘是两回事。记住的往往是表面的知识或信息，只有用心才能不忘。

学知识时，我们常常说"我记住了"，但记住和不忘是两个层级的。只是记住知识还不够，我们还要用心去思考，把相关内容融会贯通，这样才能将知识内化为自己的，在需要时才能活学活用。

让内心抱有童真、陌生感。面对这个世界保持初心。

经验、阅历常常会使我们的思维模式化。因为见得多，我们容易掉入刻板思维，从而轻易对人事物下定论。须知世界很大，我们的认知却极其有限，要让内心时时抱有陌生感和好奇心，才能有"日日是好日，人人是好人"的美好感觉。

要勇敢大气地去生活，活出大山大海的感觉。

世界从来不缺思想家，生活不应仅仅停留在在头脑中想这个层面。百思不如一做，这需要勇气。想爱就去爱，不求结果；在合法合理的范围内，想做就去做，做了才知道是否适合自己。我们都只来这世上一次，不要留遗憾。

遇到问题和困难，别躲，这是成长的机会。

遇到困难和不擅长的事，我们的本能反应是回避。但逃避终究不是解决问题的办法。狭路相逢勇者胜，与其逃避，不如鼓起勇气正视它，寻求资源和帮助解决它，从而获得成长，这样一来，人生的道路会越走越宽。

完善自己，修炼自身，这是不败、求胜的根本。终极利益不是战胜谁，而是自我的进步、突破。

有的人可能误以为人就应该与人竞争，做人上人。这其实是一种幻想。你如何能击败所有人？山外有山，人外有人。而且就算能超过所有人，成为拔尖的人，胜者仍然是孤独、惶恐的，生怕哪天被人超越，于是始终生活在焦虑当中。人生的终极利益不是打败谁，而是不断地完善自我，从向外求转而向内求。只要内心笃定、安然，无论到何时，人生都是完满幸福的。

唯小人顾虑人不知，君子唯恐己不达。做人中君子，成为士。简单淳朴，勤勉乐学，自爱修己。

做点儿事、有点儿成就唯恐他人不知道，是格局小、肚量小的表现。真正的君子生怕自己做得不够好，不到位。人应简单淳朴，勤奋好学，不因有所成而懈怠，不断完善自己，活出境界。

做人真心实意，切境所指；做事聚精会神，全情投入。

"切境"是老师的理论中比较难理解的一个概念。老师常教我们，不要被名词的表面意义困住，要直接进入实质，理解名词背后的深意。名词是能指，要理解背后的所指。"能指"和"所指"是法国精神分析学家拉康提出的概念。"能指"是语言，"所指"是语言背后所指向的那个实质的意义。同一能指因人的理解不同，所指可能差异很大。例如"笔"这个字是个能指，不同的人对这个字的理解可能是不同的，如铅笔、钢笔、毛笔、绘画的笔等。"切境"可以简单理解为进入某种境地。

做人应谨遵"素、诚"二字。

素，朴素，淳朴；诚，真诚。人应减少欲望，不被欲望所驱使，做欲望的主人而非奴隶。至诚无敌，人活一世，最重要的就是真诚。对他人真诚，对自己真诚，才能活出滋味来。

生活越简单越好——少食（食七成饱），每日阅读纸媒（15分钟以上），每周运动（最好是集体运动，如球类）两次，冥想（每天 15~60 分钟）。

生活需要做减法。每日做一些必要的练习，能保证人精力充沛，有良好体能。大多数人都知道这个道理，但是以工作忙、累为理由不做。我们需要对自己好一点。

以直报怨，以德报德。

生活中我们难免与人产生关系。对于帮助过自己的人，我们要感恩，并择机回报。对于与自己有冲突的人，不要回避，要简单直接地回应，不心生怨怼。要真诚地告诉对方自己的想法，如果自己错了就大方承认，如果有误会就澄清，就这样敞亮地活。

惜福与造福的分别是：知福，就差不多能够惜福。如果一个人能够把遭遇当机遇，那就是造福之才。

人们总说别身在福中不知福，人要想惜福，首先得知道自己拥有的是福气。当一个人明白自己现在所拥有的人事物是好的，他就能够珍惜了。但难点就在于，很多人把自己拥有的当作理所当然，因此常常让福气溜走。这句话另一个层面的意思是，当我们遇到逆境时，如果能转换思维，坏事也能变好事，这是新的机缘，能给自己带来更多的福气。

自我

　　自我由个体追求好的感觉的需要所驱动。根据著名的马斯洛需求层次理论（生理需求、安全需求、社交需求、尊重需求和自我实现需求，五种需求像阶梯一样从低到高，按层次逐级递升，但次序不是完全固定的。马斯洛在后来的著作中又在自我实现需求之前加入了求知需求和审美需求），个体都有追求愉悦的动机，以满足人的不同需求。但自我追求的前路是自我束缚。

　　我们的行为都是由需求驱动的。需求与欲望不同，欲望是人的本能，需求有理智的参与。人的五种需求的发展通常是从低到高的，优先满足生理需求，再向高层次的审美需求等进发。我们的需求有时会带来苦难。如何迈向高层次的需求，又不被其束缚，是我们一生要修炼的。

　　认知是自己所见的东西，是从自己的角度看见的。心是能见，有了自我，才有所见。

　　老师这里讲了一对很重要的概念：能见和所见（如同能指和所指）。心是能见，心能让我们感知到外界事物，但对于同样的事物，不同人的感受是不同的，这种差异就源于我们的认知。同样面对秋景，有人感受到的是丰收、萧瑟之美，有人感受到的却是凋零、悲凉之意。认知是我们可以着手去提升和修改的。通过提升认知，改变心的感受，生活将日臻完满。

感受是由自我投射到对象上的，被合理化为别人的"非"。

当我们看不惯、不喜欢某些人事物时，要小心。问问自己：到底是他有问题还是自己的认知有问题？其他人也有这样的感受吗？我们常常以为是对方的问题，但其实这些观点往往是我们自己的内心或认知的投射。所谓投射，简单来说就是把自己内心的想法和感受投到了对方身上。也许他的某些特质唤起了我们的某种感受，也许只是曾发生过类似的事情，但其实这些人或事根本是不一样的。我们的认知有个"自动功能"，那就是合理化。合理化是思维的本能，它让我们生存在这个世界上，让我们的内心舒服一些，但有时候也会引我们进入歧途。所以要想进步，首先要突破自我，打破自己原有的认知，让新鲜的活水流入心田。

行为能让人看见自我，就好像玻璃上的划痕本不易见，但撒上点儿滑石粉就能看清楚了。

如何打破旧有自我？可以从行为入手。人的行为背后都有动机，动机能展现一个人的认知。看别人、看自己时，都要透过表面的行为看到背后的认知、气量、格局、境界等。

自我的特点：

• 总是需要被肯定，需要别人的重视。

人不可能在真空里生活，而是会与周遭产生各种连接。在这些互动中，人最需要的就是被看到，进而被肯定。用精神分析的话来说，就是力比多最初就是朝向自我的，自恋是人的本能。但在成长过程中，我们也要看到别人，这和自我本身的特点是矛盾的。

• 需要控制感。超越自我的人能随遇而安。如果有人一见你就屈服，那他的生命就萎缩了，你就有了罪过。

人本能地想要控制，想要确定感，但在与他人的互动中，有时这是矛盾的。要想知道自己是否控制过多，看看身边亲近的人就知道了。如果身边人活得自在、愉悦，那你可能没有控制他们或很少控制；如果身边人一看见你、听到你说话就害怕，那你就控制过多了。控制从短期看好像没事，但长久下去，造成的可能是关系的永久破裂，因为每个生命都向往自由。

• 自有理、不恒定。

自我天生就有逻辑自洽的本领，而且不稳定，面对不同的对象会表现出不同的一面。如面对领导可能会表现得谦卑，面对下属可能表现出权威，面对孩子表现得慈爱，面对朋友表现得仗义，等等。世间一切都会变，若有执念即是苦。只有超越言语、思想、逻辑，才能到达内心宁静的境界，才能彻底离苦得乐。

观自我的三个抓手即感受、认知、行为。这三者能反映人的本质。自我是可以超越的。慎独，把自己放下。

自我无形。要突破自我，更改习气，首先要看到自我。从何看起呢？观自我有三个好用的抓手。当自己内心升起某种感受或情绪时，可以自问：我为何会有这样的感觉？为何与他人不一样？在这背后，我的认知是什么？在这种认知和感受的引领下，我会有什么样的行为？

当这样自省时，你会发现自己之前认为理所当然的事其实并不是无法撼动的，也并非只能如此，这样人就有了改变旧习气的可能性，天地就开始变宽阔。感受、认知、行为能反映人的不同品质。当你在说这个话时，当你这样做时，你有什么品质？君子慎独，当你把自己放下，心生敬畏，自然不会张狂无状。圣人不在天上，不在幻想中，当你真心实意地投入一件利他利众生的事时，你就是圣人。

此心即理，人的认知和品行境界决定了他认定的东西对他而言就是对的。品行境界不改，认知也改不了。"理"分为道理、情理、事理。

人们常常为了某件事、某个观点而陷入争论之中。其实，光凭讲道理是谁也说服不了谁的。如果你说服了谁，他可能也只是屈从于你的权威。因为每个人都是我口说我心。语言、观点的背后是一个人的认知和品格。你的理在你这里成立，但换作另一个人就未必成立。要想改变态度，就要改品格、改认知。世间的理常分为三种：道理、情理和事理。符合道理的未必符合情理，符合情理的未必符合事理，这中间是有差别的。

人做正确的事的理由常常是事后出现的。所以先尝苦再尝甜，是正常的，而且感觉很爽！

有许多人是言语的巨人，行动的矮子。人们做一件事的逻辑常常是在做之前先想清楚。但事实不是这样，很多事想也想不清楚，只是心知道要去做。所以，先做起来，做正确事情的理由很多是事后出现的。做的过程中就会知道正确与否，知道为什么去做。做的过程中承受苦与煎熬是正常的。正是因为这种苦，在做成之后我们才会狂喜，觉得一切付出都值得了。

自我无处不在，有两个牢笼——性格和内在道德信念。只有突破这些，才能减少死循环。在不同的人面前，我们会以不同的方式讲话。他者不同，自我的行为也不同。例如，人在上班时在老板面前讲话，回家对妻子讲话，以及和朋友讲话都是不同的。人的精神是立体的，有你、我、他。有信仰的人有道德底线，有大他者——天。

这一段文字中有个较难理解的词汇：他者。他者是拉康所创的词汇，是指一种象征性的存在。他者分为大他者和小他者。大他者可以简单理解为宇宙的潜在规律。拉康指出，环境对人格形成起到了非常重要的作用，除了自我之外的人事物这些他者对主体具有能动的构成作用。人不是孤立地存在的，人内心的能量有投注的对象，这个对象就是他者，而自我就是在与他者的互动中形成的。我们常说性格决定命运，那性格又是由什么决定的呢？性格由认知决定，认知又是由个体在与他者的互动中形成的内在道德信念以及个体经历塑造的。这些一旦形成，就非常牢固。好的成就我们，不好的成为牢笼，束缚我们一生。如果没有认知和内在道德信念的突破，人不过是在原有层级里转圈圈。要突破，唯有不断修习、精进。

自我是牢笼。满嘴别人的不是，暴露的是你的信念问题。

自我成就我们，同时也束缚我们。总说别人不对这种行为，反映的是说话的人对他人的认知及观察世界的方式，背后是他的信念。戴着有色眼镜看到的世界就是有色的，我们要做的不是戴着它给世界重新涂色，而是更换一副清澈透亮的眼镜。

认知模式决定了认知的界限。底层智力决定了你如何看以及你能看见什么，这就重构了认知对象。

前面讲过了人的认知是如何形成的。这种模式一旦形成，不仅异常牢固，还常不为人所觉察，但它决定了我们怎样看世界及能看到什么样的世界。个体在从世界获取信息之初就对认知的对象进行了加工，而且是无意识地进行的。要打破以前的循环，唯有不断精进，打破旧自我，改变认知，这样才能真正实现生命境界的提升，乃至改变命运。

情绪

情绪在心理学上指的是人的认知态度及相应的行为反应。情绪是种能量，是对处境的反应，有其功能。情绪也容易成为生活的地狱。要想调节情绪，需扩心量，提升自我。

情绪存在于我们生活中的每一天，我们遇到的人和事都可能引发情绪。你有没有想过，情绪从何而来？情绪有没有可能得到修改？在心理学上，情绪不是由意识控制的，而是产生于无意识，也就是人下意识的反应。我们往往不喜欢生气、焦虑等负面情绪，但常常深陷其中不能自拔，从而成为情绪的奴隶。那么，有解脱之法吗？答案是有的，即真心实意地自我精进。情绪就像一条河流，有固定的河道，会产生巨大的能量。抽刀断水是不可能的，唯有人工改道，即改变认知路径，才能正确引导河水的流向。

影响情绪的因素包括：个人与世界的关系、个人的格局。

情绪如此不可控，还如此影响人的行为，那么我们可不可以持麻木之心，将情绪挡在门外？答案是否定的。无论是积极情绪（快乐、幸福等）还是消极情绪（恐惧、焦虑、抑郁等），在人类发展的历史长河中，都有其功能。我们要做的不是消灭情绪（这也是不可能的），而是改良情绪的土壤，改变旧有的认知，给自己的格局扩容，内心生出慈悲，这样不良情绪自然就少了。我们不是不要情绪，而是要修习如何产生正确的情绪。要不然，人和枯木又有何区别？

不说不必要的话

各色人等见面，容易根据关系的亲疏说很多话，或者浅浅寒暄，或者热烈问候，甚至要刻意营造一种欢乐和谐的气氛。殊不知，心绪也随言语流转，精神极易耗散。不说不必要的话不仅停止了言语，更让我们与寻常生活断离，把心绪收回自身。"知止而后有定。"这样做是为了切断与人事物的联系，让心修复。现代社会让心产生了很多依赖。语言善巧，心机太多，人就容易乱。二流人物卡在语言层面，一流人物透过语言"切境"。

不说不必要的话是恩师每次带我们修习或牧学时必有的一条规则。我最开始不理解，还有点叛逆，最后却升起敬畏之心主动遵守，看到新来的同伴聒噪时还会淡淡一笑。在大城市生活久了的人，大多善于说话，好像这是开朗、人缘好的标志。言语的背后是心绪，我们每天都要见不同的人，说很多的话，如果细细统计下来，说的话一定远超我们的想象。这些话里有多少是必须说的，又有多少话对听者有营养呢？如果对听的人没有营养，那我们不是在自我宣泄吗？

还是用能指和所指来说明这样做的必要性。能指是个符号（如语言），它本身没有意义，只有当能指指向一个所指时才有意义。但我们平常太容易在能指的表面滑动，离自己的心和真正的所指越来越远。所谓"切境"，即我用你的心听你的话。这和同理心、共情力都不一样，更加直指人心，即穿透能指直达所指。人的言语由少至多再到简，不是因为人不会说或不能说，而是只说需要说的。寒暄、造势的无用之言少了，心神也就静了，定后才能生慧。

说话办事须真心实意，不讲对别人没有营养的话，不打诳语，让心落到地面上来。不知道说什么就什么也别说。掏心说话是种功夫。人最大的魅力不是外貌、财富、地位，而是真诚。从心底喜欢对方，尊重对方，对方自然能够感知到。

很多人久居都市，习惯了寒暄和恭维，常常言不由衷，与陌生人共同出席聚会时最容易这样。人们可能互相并不了解，甚至对彼此有些看法和意见，但为了维持某种氛围，可能说些违心的话。尽管人们深为所累，但久而久之，这反而成为自然。口不应心，于己于人都不是幸事。说话、做事难得的是真心实意。我们在说话前，最好想一想这话对于听者是否有营养，如果没有，那就只是自己的情绪宣泄，不说也罢，不如找其他方式宣泄。掏心说话是种功夫，很多人已经丧失了这种能力。真心实意地说话让我们不那么浮躁，心里升起庄严。

情感与夫妻关系

夫妻之间，只需要尊重和爱，不需要教对方，不需要改变对方。爱是如其所是。家人之间容易产生冤枉和委屈，但这是剂良药，咽下它。

两个人从相识到相爱，从陌生到熟悉，或许是因为两人因有差异而互相吸引，或者是因为找到了共同点，总之能从对方身上看到自己欣赏的优点。但在结婚成家以后，人们渐渐容易看到对方身上的缺点。尤其是两个人朝夕相处时，对方的缺点会变得更加明显，让人难以忍受。还是这两个人，结婚前后关系差异却如此明显，问题出在哪里？夫妻首先是两个独立的人，然后才有某种关系。作为个体，人都需要被尊重和爱。我们是足够尊重对方，还是无意识地想改变对方来达到我们的标准？我们常常心里有爱却不会爱。爱即如其所是。问问自己：对伴侣的要求是因为他的需要还是自己的需要？家人之间容易产生冤枉和委屈，如果能在这些感觉之外看到自己情绪的出处，那冤枉和委屈就能化作一剂良药。当你咽下并消化掉委屈后，它就能为你的提升提供营养。

家人是心灵伴侣，不是合作伙伴。

有些夫妻过日子时间久了，要么过成室友，要么过成合作伙伴，更有甚者，过成了仇人，冷言以对。或许有人会问，当两人不再有爱情时，做合作伙伴过日子有什么问题吗？合作伙伴是因利益需要而产生的组合，是利益共同体，但不是夫妻。这种组合看似平静，但没有温度，更没有生活的烟火气；虽然少有争吵，但也没有什么营养；一旦出现利益分歧，会迅速分崩离析。这种关系对于下一代的情感的影响，也许比我们想象的要深远得多。

夫妻应让彼此自由，这里面包含仁义。应在仁义的前提下谈责任和义务，否则责任和义务只是牢笼和虚伪行径。

夫妻之间要有健康的关系，应该让彼此自由，而不是让任何一方屈从于另一方。这里面包含着较强一方的仁义和较弱一方的智慧。在这个前提下，才能谈对家庭、亲人的责任。如果一方对对方个体没有尊重，只让他无条件地付出和牺牲，这就是在作恶。

无论是夫妻还是恋人，两人之间的关系都应该是既互相吸

引又彼此独立的。

恋人或夫妻从陌生到熟悉，关系总是由远及近，甚至最后距离过近。人与人天生有差异，在距离适当时容易看到对方的优点，如距离过近甚至没有距离，则容易失去边界感，对对方产生更多的不满。无论关系亲疏，保持各自的边界和双方之间适当的距离，彼此尊重，更利于关系的长久。

爱情是两人共鸣出的美妙音乐，需要两个人的智力、智慧、感受力、领悟力、构思力互相匹配。

爱情是上天给人类的礼物，可遇而不可求。人人有爱，但未必会爱。爱情从互相吸引开始，却不仅限于吸引，需要两个人的多种能力互相匹配才可能继续下去。异性间感情的三重境界是性—情—道。大多数人始于性的吸引，终于情，也纠缠于情，极少能上升到道。

家人是为你有空的人。很多人花大把时间跟外人聚会，却没有时间让自己独处、陪伴家人。

我常常看到对一些所谓的成功人士的报道，说他们事业十分成功，但唯一亏欠的就是家人，因为他们把时间都放在事业上了，没有精力陪伴家人。这样的人，总是不能引起我的同情，因为他们不是时间和工作的主人，而是奴隶。最应该得到他们关心和陪伴的人，却被有意无意地忽略，他们不是有牺牲家庭的精神，而是没有选择家庭。时间挤挤总是有的。只要心里有家人，自然也会有给家人的时间。我们在奋斗的路上，常常会给自己找借口，以至于忽略甚至弄丢了最重要的人，实为遗憾。

痛苦与幸福

人的痛苦都来自自己的执念。

执念是痛苦之源。首先，我们要能看到自己的执念，知道它是执念，才可能改变并放下。恩师经常讲，当自我产生一种感受（如生气、愤怒等）时，你要观察这个感受，通过观感受知自我。知道了自己的执念，也就洞察了自己的心胸和境界。

日日是好日，人人是好人。你要是能看到满天乌云背后的太阳，自然就会离苦得乐。把自己所谓的不好变成好是修炼，是功力。如果你永远都能有好的感受，变不好为好，心就大了。

人与人相处，有的情投意合，有的却反目成仇，针对后者，我们常常认为是对方人品不好，是他有问题。其实这不是真相，至少不是全部真相。人都有多面性。对方若表现出让我们不喜欢的部分，一定是我们的什么地方触发了对方不好的一面。当修习到一定境界，我们自然会以己之善唤起对方的善，自然就能日日是好日，人人是好人了。

这段话的另一层意思是，当遇到不好的事时，要看到背后的积极意义。例如，得了抑郁症固然不幸，但这是我们过往的思维模式出现了问题，以及外部环境压力过大，超出了我们的负荷，是上天在提醒我们要休息和改变，是提升的机会。扛过这个巨大的困难后，我们会发现自己得到了提升，生命也更加圆融。如果连这种巨大的困难我们都能化解，能变不好为好，那还有什么是解决不了的呢！

心能转境。做个每日欢喜的人，乐呵呵，乃善者相。

恩师常常说，有三件日常之事如果做得到，那我们这颗心就达到一定的境界了，这三件事就是吃得香、睡得着、排得畅。这三件事看起来稀松平常，但真正能做到的人不多。放眼望去，有多少人长年受失眠之苦；有多少人吃饭要么狼吞虎咽，要么食美食却味同嚼蜡；有多少人便不成形或受便秘之苦。这些看似是生理问题，实则和心境及内分泌系统密切相关。心能转境，当我们放下执念，与他人真诚地交往，每日乐呵呵的，心情自然很好，身体自然也差不了。那如何转境？唯有修习，唯有改变自己的认知，修改我们的"后台程序"。

认识他人与世界

孔子曰："视其所以，观其所由，察其所安。"观察自我也是一样，不能只用眼睛看（视），还要观（用自己的感观、思考），要察（总结什么事情让其心安）。

如何了解一个人？孔子说，不仅要看他现在的所作所为（"视其所以"），还要了解他过去的经历并思考他为什么这么做（"观其所由"），以及他的心安于什么（"察其所安"）。观察自己也是一样的：要观察自己的感受及出处，思考自己行为的动机，总结自己如何恢复平静，得到清安。这个方法不仅可以帮助我们识人知己，还可以观察我们身边的人间百态。

与人讲话，要先与对方建立连接，再讲自己的话，这样对方才可能听进去，否则只是自说自话。你能否把话讲明白是由听的人决定的。讲理其实讲的是情理而非道理。理解里包含认可，与人沟通前要先去理解对方。

恩师这几句话的信息量很大。首先，当与人沟通交流时，我们总以为是话的内容本身决定沟通是否畅通，但实则不是。要想与人沟通顺畅，我们先要与对方建立良好的连接。如果你和一个讨厌你的人交流一件事，他很难接受你的观点。一些领导和下属说话时，总是讲很多道理，下属看起来唯唯诺诺，领导就以为是自己的话说服了下属，殊不知，下属只是畏惧领导的权势，不得不这样做而已。太多的管理者常常单向地自说自话，那并不是真正的沟通。话是否能讲明白不是由讲的人决定的，而是由听的人决定的。一些很好的思想，如果只是讲的人用力，听的人不想跟随或完全不配合，是不可能被人接受的。我们以为讲话讲的是道理，其实是情理。世间事，常常很难简单地分辨对错，但如果合乎情理，人的感受好了，自然事情也就顺利了。

一个人理解另一个人，其实是因为内心认可了对方。所以，与人沟通时要切境，即用对方的心去理解对方的话，这样自然就能明白他为什么这样说及为什么这样做。互相理解了，沟通顺畅就是自然的结果了。

尊重别人本来的样子。要求别人是"菩萨"的人是恶魔。

爱是如其所是。不可以打着爱的名义去改变他人。以自己的标准去要求他人，结果轻则双方关系拧巴，重则对方抑郁。不找自己的原因，却总是要求别人宽容和理解自己，那本身就是"魔"。这一点，朋友之间如是，亲子之间如是，夫妻之间亦如是。

"道不属知，不属不知。知是妄觉，不知是无记。"人们容易陷入知的陷阱，认为知道的越多，就越接近世界的本源。其实知识、见识只是牢笼和局限。要从三方面丰富自己的知识、见识：是什么？如何掉进去？如何走出来？

这段话要和能指和所指结合起来理解。语言文字和知识文化都是智慧的内容（能指），而不是智慧本身（所指）。靠知识和文字是证悟不了的。人们受教育、学知识，常误以为知道的东西越多，就越接近世界的本质。但要知道，知识还停留在能指的层面，它离所指向的内涵还有距离。知识只是一个个具有差异性的要点，若只在能指的表面意义上滑动，必然受困于知识。要知其然并知其所以然，要去探究，问题是什么？我是如何掉进困局里的？我又能如何走出困顿？

看待世界要有4个"CPU"（中央处理器）：哲学思维、科学思维、艺术思维、灵感思维。思考问题要从多角度入手。

我们都是通过自己的"内在感受器"去感知世界的，要注意用多维度思维，而不要用单一思维。人们常常局限于某一个视角，因而阻挡了自己看到更多可能性。殊不知，世界先于人类的智慧而存在，更先于人类的科学而存在，人类的科学也在不断发展。我们看待世界要避免单一思维，至少要有 4 个中央处理器：思辨的、实证的、抽象的、灵感的。

在遇到可帮他人的机缘时果断出手，即可了无挂碍。

人活着不可以只扫自家门前雪，遇到可以帮助他人的机缘时要果断出手相帮，要有侠义之心。帮助完他人后无须求报答，这样一来内心无憾亦无碍。

与人相处不存怨。人与人之间容易生怨，克服怨气是种功夫。有意见直接说、不留存，放在心里容易发酵。有时候需要雷霆手段，有时候需要春风化雨。

在我们能做到日日是好日、人人是好人之前，与人相处难免有摩擦。产生矛盾不可怕，克服怨怼才是功夫。有意见不放在心里，要直说，否则会让裂痕加深。直接说会给彼此一个交流和消除误会的机会。消除矛盾的方式要根据事和人来定，有时需要直接出猛力，有时需要迂回轻柔，目的只有一个，就是以对方能接受的方式消除不和。

论义，有道义、礼义、信义、仁义、情义、理义。各有细微分别。

义，在中国文化中有很高的地位。"义"本义指某种仪典上的礼器，被引申指品德、伦理，以及人与人之间在情感、言行方面适宜的联系。儒家讲仁义，墨家讲道义。除此之外，还有礼义、信义、情义、理义等。关于仁义，孔子说："见义不为，无勇也。"指见到应当做的事而不去做，是怯懦的表现。人应该有正义感，去努力实现种种可消除不公的社会理想，甚至有时会牺牲自我的利益乃至生命来表现仁义。道义指道德义理，"兼相爱，交相利"是墨子的重要思想，说的是要平等地对待、关爱所有人，不分尊卑长幼，人与人之间要互相爱护，人应以仁为爱，以义当利。礼义指礼法道义，"凡人之所以为人者，礼义也"。信义，即信用和道义。人有信义，方可立身天地之间而有担当作为。情义是人情与义理，是亲人和朋友间应有的感情。理义指公理与正义，指社会的道德规范、行事准则。中国文化中，各种义虽有细微差别，但都指人的行为适宜，言行符合礼法和道德，从而形成一套个人自我约束的规范，让社会保持有序和良善。

人或民族的智力结构是由其解决的问题决定的。

除了学到的知识和经历，人的智力结构更多是由他解决的问题决定的，所以人会被经历、工作塑造。民族的智力结构亦然。要了解一个人，需"视其所以，观其所由，察其所安"。当你了解一个人经历过什么，就能从中了解他的认知和境界；要了解一个民族的特性，可以从这个民族的历史开始。

不因利交友。认识的人不必多。最好的状态是，别人可以不认识你，但一旦提起，大家都知道并且喜欢你。

结交朋友要真心实意，不因为某种利益而交友，不可"天下熙熙，皆为利来；天下攘攘，皆为利往"。因利益而产生的交往不能长久，利益一变，关系随之破灭。人到了一定年龄就知道，朋友不必多，但质量很重要。朋友过多，关系容易泛泛，维系起来精力太过耗散，心亦不静。虽然认识你的人不多，但当提起你时，大家都知道并且对你有积极肯定的印象——这种状态最佳。

指出一个人的弱点、瓶颈，并不能帮助到他。让他能够对自身瓶颈有所觉悟，才是导师应该干的事。这意味着要让他把觉悟变成自己的主观成就。

不要好为人师。看到别人身上的缺点和不足，不顾对方需要而进行评价是很武断的，是出于自己的需要，这不是导师该干的事。从心理学上讲，不是对方自己呼吁来的"帮助"很容易激起其自我防御。这种"帮助"不但帮不到对方，还很容易破坏你们的关系。想要帮助某人，就要让他自己感悟到，主动寻求突破，最后，他的成功也是其自身的主观成就。

穷与富的辩证关系是：总以为自己不够富有的人，即使有钱也是穷人。真正富有的人，更盼望幸福，因为他们了解金钱买不到幸福。

财富是否与幸福感成正相关？答案是否定的。心理学上有研究显示：当人贫穷时，一定的财富能改善生活，此时金钱与人的幸福感是正相关的；但当人的物质条件达到一定程度，金钱与其幸福指数就没有必然联系了，甚至可能是负相关的。这就是穷与富的辩证关系。如果一个人总认为自己不够富有，埋头挣钱，等到富可敌国了，内心仍然焦虑不安，那么他即使再有钱也是精神上的穷人，不是真正富有。真正富有的人，物质上能保证正常生活即可，追求的是精神层面的幸福，而这是金钱买不来的。

关于命运

首先要区别命和运，它们是不同的。在中国的文化中，命是能指，指向那个古人感受到的抽象所指。

运是个人的运势。这部分可通过个人的努力及他人的帮助得到修改。

命运也是个很大的话题，这里简要讨论，不过多展开。古人感受到，有一种更大的力量是超越人力的，他们用"命运"这个词来指代这种力量。虽然在不同的文化和语言体系里这种力量有不同的称谓，但所指是一样的。你可以将命运理解为生来的一切遭遇，也可以理解为事物变化发展的趋势。但要注意，命与运是可以分开的，它们是事物的定数和变数的组合。命是定数的部分，运是变数的部分。我们出生在哪里，进入什么样的家庭，接受什么样的教育，这些是定数，我们选择不了。但在家庭当中，我们以什么样的观点看待周遭的人事物，在成长的过程中是否努力精进，这些是我们能改变的。面对逆境，是屈服投降还是屡败屡战，也是我们可以选择的。命是定数，我们改变不了，但运是可能通过个人努力及他人的帮助得到修改的。

我们的认知就像一个圆，圆里是我们已有的知识和经验，圆外是更广阔的空间和智慧。我之所以会得抑郁症，是因为以往的知识和经验不足以让我正常运转，需要我打破、改变、成长。这个过程很难，甚至很痛苦，但它是治愈的根本之路。世上没有简简单单的成功，只有永不停歇的努力。

第三章

抑郁症十问

1

得抑郁症是坏事还是好事？

　　看到这个问题，你也许会说："这还有什么好讨论的吗？抑郁症是病，严重的还会死人，当然是件坏事。"别忙着下结论。抑郁症从表面看确实是坏事，它让人无法正常工作和生活，失去社会功能，还需要吃药、治疗，既费时费力又费钱。但是抑郁症并没有在人类的进化过程中消失，这是因为其实它也有积极的一面，那就是，在个体真正毁灭之前，为其按下暂停键。美国心理学家保罗·吉尔伯特说："抑郁症的目的在于迫使你停下来弄清楚自己是谁，将走向何方。它要求你给自己定位，这虽然痛苦，却是产生转变的驱动力。"

　　大的苦难往往预示着大的转机。如果把握好得抑郁症这个契机，反思过往的认知模式、生活方式，一点点改变，那么这也可能是人生转变境况的好机会。

2

如何区分抑郁情绪与抑郁症？

抑郁情绪是一种很常见的每个人都可能出现的情绪。情绪无所谓好坏。从心理学角度来讲，抑郁就是一种针对缺失的反应。这种缺失包括健康的缺失、情感的缺失、情绪的缺失、亲情的缺失等，每个人都会对这种缺失有反应。一般情况下，抑郁情绪是可逆的，只有达到一定程度并持续一定时间后，才会发展成抑郁症。

抑郁症是种已经被明确定义了的病症，其核心的"三低"症状是情绪低落、思维减慢、行动减少。一般认为，只有抑郁情绪持续两周以上，并且患者出现显著症状，社会功能出现缺失，才算得上抑郁症的诊断标准。

3

怎么看待治疗抑郁症的各种疗法？

治疗抑郁症的药物既不是灵丹妙药，也不是洪水猛兽。进行科学的诊治和服用抗抑郁药物是治疗的第一选择。患者可以在药物治疗的基础上，根据自己的情况去寻求心理治疗、物理治疗，再配合自然疗法。

近年来，关于药物治疗抑郁症的必要性和局限性的讨论很多。据相关研究数据，对抗抑郁药物敏感的患者只有三成（也就是说还有七成的抑郁症患者得不到药物的帮助），而针对抑郁症常见的物理治疗方法有经颅磁刺激、电休克治疗等，我们还需要更多的治疗方式，这也使我们更加认识到，抑郁症治疗是个多维度的综合工作。

美国心理学家博吉诺指出，最好的抑郁症治疗方法是将自然疗法和传统方法结合起来的综合性方法。什么是自然疗法呢？简单地说，凡属于自然的非医药（西药）疗程，都可称为自然疗法（CAM）。自然疗法着重增强身体各系统的功能，包括促进血液循环，加强新陈代谢，提高身体免疫力，同时，舒缓压力也是自然疗法关注的重要方向。常见的自然疗法包括摄入营养素补充剂或中草药、水疗、瑜伽与冥想、按摩与正骨、音乐与艺术、芳香疗法等。

4

抑郁症可以痊愈吗？

及时发现并求医是治疗抑郁症的关键。有一家精神科医院的标语写得好：就诊是治疗的开始，治疗是康复的开始。

只要方法得当，抑郁症是可防、可控、可治的。要坚信抑郁症是可以痊愈的。通常，在抑郁症患者的症状持续减轻一段时间后，医生会建议减少药量。这种时候，患者本人一般能感觉到自己似乎恢复了正常，脑子能思考了，也吃得下饭、睡得着觉了，还能重拾一些工作。社会功能的恢复是抑郁症患者好转的一个重要指标。但是要注意防止复发。

5

旅游能治好抑郁症吗？

就像我之前提到的，我在几次抑郁症康复期间，都在朋友的陪伴下去了很多地方游玩，让身体得以修复。那么，如果只是出门旅游，能治疗抑郁症吗？

我的回答是不能。因为旅游只能让患者与压力源保持相对安全的距离，让身心有修复的机会，但患者根本的心理问题并没有产生改变，并没有针对抑郁症的成因做工作。那么患者就会发现刚出门旅游的时候感觉还不错，但后来到哪里都一样，渐渐地就没有了好的感觉。这就像是一个人戴着一副有蓝色镜片的玻璃眼镜，他无论走到哪里，看到的景色都是蓝色的。我们应该做的是更换眼镜，而不只是改变去的地方。

环境可以改变，但人逃不开的是自己。不同的人对于同一件事物的感受可以截然不同。一碗蛋炒饭，对一位来自贫困地区的朋友来说，可能就是世界上最好吃的美味；但对一个久居城市的富有家庭的孩子来说，这可能只是用于果腹的最简单的食物。同样，当单位里有升迁的机会，自己却没有得到时，有的人可能觉得是因为自己能力还不够，从而更加努力地学习和进步；而有的人可能会认为，是领导故意为难自己，因而心生怨恨。

所以，决定我们感受和情绪的不是外界客观事物或环境，而是我们对事物及环境的认知和感受。这也是为什么我建议得了抑郁症的朋友除了进行药物治疗，还要做心理治疗，让自己学习成长。只有改变观念，才能转化我们所处的境况，抑郁症才可能真正被治愈。

6

抑郁症会遗传或影响他人吗?

从生物学角度来讲,抑郁症并不是遗传性疾病。但抑郁症与遗传因素有相关性,而且,抑郁症是内因、外因共同作用的结果。通常,在一个家庭中,尤其是父母得过抑郁症的家庭中,孩子会更容易患上抑郁症,这是因为孩子对抑郁症的易感性提高了,而处理情绪的方法没有提高,生命的层级没有得到提升。孩子是通过模仿学习的,在性格特点、行为方式和认知上很容易习得父母的方式,所以这种家庭中的孩子得抑郁症的概率会更高。

患者罹患抑郁症后,与他关系越是紧密的人受到的影响越大,伴侣、孩子、父母都能感觉得到。情绪是可以传递给其他人的,所以,与其隐瞒、伪装,还不如开诚布公地讨论,并取得他们支持。抑郁症患者的能量往往极弱,需要保护和帮助,如果用原有方式自己扛,会造成能量耗竭进而产生轻生等悲剧的结果。直面问题,是对自己及家人最好的尊重和保护。

7

抑郁症是绝症吗？

曾有种"抑郁症是精神癌症"的说法。这种说法的出现可能是因为一些人看到抑郁症导致患者越来越憔悴，还听说一些抑郁症患者自杀的案例。但这种说法是谬误。抑郁症确实不好治，如前文所说，治疗抑郁症是个综合的系统性工程。虽然重度抑郁有可能让人自杀，但并不代表抑郁症是绝症。据相关数据统计，2/3 的抑郁症患者有自杀想法，重度抑郁症患者的自杀率达 10%~15%。虽然重度抑郁症患者中有一定比例的人会自杀，但得抑郁症并不代表必然会自杀。就好像每年都有人因游泳而溺水身亡，但游泳并不必然导致被淹死一样。

在大多数情况下，抑郁是身体对外界压力或内在失衡的自然反应。我们要做的是减少外在压力，用各种办法恢复身体的功能，重新找回内在平衡。只要积极治疗，不拖延，家人和朋友及时给予患者恰当的支持和呵护，抑郁症就不是绝症，但方法要科学、得当。

8

得抑郁症的年龄越小
对人的危害越大吗？

　　从心理发展的角度来讲，确实是罹患抑郁症时的年龄越小，对人的危害越大。一般来说，抑郁症患者的发病年龄越小，复发风险越高，之后的治疗和修复也需要花更多的时间、更大的代价。美国心理学家 L. 马扎里尼等研究发现，抑郁症症状出现时患者的年龄若小于 30 岁，患者未来抑郁症复发的风险将升高。所以，需要重视防患于未然，治病的最佳时机是治"未病"。

9

如何安全地减药并停药？

　　首先，在什么情况下我们可以考虑减少药量，一定要听取医生的建议。如果你正经历严重的抑郁症，请记住，没有医生的同意，自行减药是件危险的事情。

　　自行减药甚至停药会产生戒断反应，后续可能包括头脑迷糊、易怒、头晕、睡眠问题、视力模糊等。不恰当的停药还可能会导致神经损伤，甚至降低你之后再次用药时对药物的敏感性，从而减轻疗效。

　　如果你想减药或停药，首先要与你的医生商量，可能的话找一位可信任的朋友或亲人合作，确保你在安全的范畴内戒断药物。在遵照医嘱的前提下，减药的速度越慢越好，身体需要时间来启动合成所缺失的神经递质的能力。可以适当服用一些天然的补充剂来支持药物戒断的过程。在这个过程中要继续与医生保持联系，让医生知道你在减药过程中的感受和反应。

　　另外，继续运用自然疗法，从运动锻炼、日常饮食、保证睡眠、平衡精神生活等方面入手保持身心健康。请记住，身体终将从饮食、运动、快乐的事情、积极的想法中获得让人健康的东西，这也是保持身体健康的持久之道。当你从生活方式着手进行改变时，你终将有一天会从医生的口中听到："你不用再服药了。"

10

为什么患抑郁症的女性比男性多？

　　研究数据表明，女性罹患抑郁症的概率是男性的 2~3 倍。这与女性的特殊性有关：经前期综合征、服用避孕药、分娩等均可能成为抑郁症的诱因；女性的敏感程度也比男性高，更容易疲劳、失眠，更容易感觉到悲伤和绝望；此外，女性在生活中更容易遇到压力事件，比如性骚扰等；已婚女性极易产生依赖性和不安全感，特别是在衰老到来之时，一旦感情或婚姻破裂，便会产生一系列后果，而抑郁症便是最容易出现的疾病。

　　但相关研究也表明，女性的性别因素并非抑郁症复发的危险因素。心理学者 H.M. 范洛等根据一项前瞻性研究中 503 例抑郁症患者的数据，分别建立了男性及女性群体的抑郁症复发模型，在相同性别与不同性别的人群中测试了模型的准确度，探究了性别与每个危险因素的交互作用，结果同样表明，性别与抑郁症复发没有显著关联。

虽然抑郁症患者中女性占多数，但并不能简单地说女性就很容易得抑郁症。是否患抑郁症，与个体的认知、情感、思维模式有着很大的关系。

女性读者朋友们要学会保护自己。在做个好妈妈、好妻子、好女儿前，先要照料好自己，因为只有把自己保护好了，才有精力和能量去扮演好其他角色。约翰尼·卡什曾唱道："情绪不好时，就跟上节奏吧。"心情低落时请放下一切，先让自己开心起来。

后记

我现在长住昆明已经快 4 年了。每天都能感受到的蓝天白云、温度适宜的天气都让我非常舒心。尤其是在经历过北京生活的种种和自己精神上的炼狱后，我更加珍惜这样的幸福时光。可生活总还是要继续，人难免会遇到各种事情。但现在的我心境已与之前那个焦虑、敏感的我大为不同，有点儿劫后余生的味道。

最近我在做一个新的别墅民宿。进入装修后期，又值春节前，工人们都想早点儿干完回家过年，我和装修团队的各路人马一起加班加点，都想在节前来个完美收官。虽然过程中我也提醒自己不可过于劳累，谨防抑郁症复发，但我忽略了生活总会充满各种意外和小插曲。

一天，我在工地上爬楼梯时因为泄漏的油滑倒，重重地摔在木楼梯上，磕到了尾骨。在民宿行业的春节旺季即将到来之际，我却不得不卧床休息。从之前每天值守在工地协调、采买、推动，到如今只能退居二线休养，我的节奏一下子来了个180°大转弯。之前我还和同事调侃说民宿人得无所不能，既要谈得了客户，也要会拆装家具，乃至打扫房间，生活并不只是大家在视频里看到的闲适和风花雪月。现在，我这个最大的全能型人才却变成了真正的闲人，生活真是每天都充满了各种惊喜！

　　我从风风火火地走路转为在数日休养后只能靠着拐杖慢慢挪动，节奏慢下来，人也不得不再次慢下来。我突然发现之前每天经过的路旁绿化带里的小黄花是那么可爱——嫩黄的花朵像一张张笑脸在灿烂的阳光下摇曳，毛茸茸的绿叶在触碰之下竟然那么柔软。它们之前也一直存在于这里，只是因为慢下来了我才能注意到它们，才能感受到它们的美好。世间事，有多少是因为我们自己的步履匆匆而被忽略的？身边事、身边人亦是如此……

　　意外和磨难并不完全是坏事，它们让我们看到在平日生活中被我们忽略的部分。在遇到突如其来的困难时，从中发现积极的一面；在愤怒、委屈、难过、绝望的感受升起之前，给自己的认知打上一个暂停的楔子，那磨难也许就变成了我们成长的契机。记得一位长辈曾说过，摔跤了总要捡点儿东西再起来。摔跤了，既然身体已经受了伤，岂能没点儿收获就过去了？都说抑郁症其实是上帝在敲门，那我就要打开门看看他老人家到底想通过这个病让我懂得些什么，学会些什么。

王阳明曾说过心外无物，我的恩师也说过心外无法。这个世界的万物虽不因为是否被我们注意而存在或消失，却会因为我们是否注意和如何感知而对我们的内心产生巨大影响。所以，世界既是客观的，也是主观的。我们无法改变外在世界，我们能做的只是尽毕生之力来修炼自己的内心，让自己能看到并践行"日日是好日，人人是好人"。

现在我的朋友们常说感觉我的内心变得比以前强大，人也更淡定。我暗地里心想："抑郁症都没能打倒我，我曾数次经历生死，依然没到绝境，我没有什么好怕的了。"这样想着我突然发现，这才是抑郁症的经历给我的最大馈赠，也是生命给我的最大馈赠。

文明越发达，人类越异化（相对于人的自然属性）。抑郁症出现的比例越来越高、越来越低龄化，是可预见的现象。

人类对于抑郁症的研究和探索从来未曾停止。医学、心理学、社会学等学科的发展，势必带来相关研究的进展。也许某天，我们能搞清楚抑郁症究竟是怎么形成的。也许某天，我们能搞明白抑郁症与正常情绪之间到底是对立的还是连续的。国际上已经有学者在研究从基因的角度来治疗抑郁症。也许某天，我们可以通过基因技术的发展成果，对患者进行有针对性的个性化治疗。

　　亲爱的读者朋友，无论你现在身处何种境地，我只想告诉你，只要活着，一切都有转机。虽然我们未曾谋面，但请相信，你不是孤单一人。这个世界上，还有千千万万的人也承受着和你相似的痛苦，但我们没有放弃，我们也绝不放弃！把握好你触手可及的治疗方式，用好预防抑郁症的三大法宝：睡眠、阳光、运动。只要走在对的方向上，相信再大的困难也能化解。愿我的"郁友"们也能走出沼泽，转变心境，恢复我们本自具足的心！

　　祈祷并感恩！

附录 1：从精神分析的角度理解抑郁症及其治疗

（以下是分析家雪霁老师和我采访四川大学霍大同教授的记录摘要。）

若溪：霍老，从精神分析的角度，您怎么看抑郁症这种疾病？

霍大同：弗洛伊德假设，冲动和力比多都是兴奋性的，因此所有的精神疾病都是兴奋性的。在临床中，弗洛伊德发现有些病人会因为某些事件陷入抑郁，所以他提出了"死冲动"的概念。但是力比多的冲动特性没有被修改，这时精神分析解决的仍然是冲动性的疾病。性冲动是精神疾病的原因，对这一点弗洛伊德始终没有更改。

拉康在这个基础上提出，在镜像阶段，孩子和母亲、孩子和镜子仍然存在兴奋性关系。拉康和弗洛伊德的观点的不同是，弗洛伊德认为是兴奋性被父亲过分压抑导致了问题，拉康认为是父亲的压抑不够导致了问题。因此，分析家的工作是给予个体一个符号性的压抑，使个体建立一个平衡。拉康和弗洛伊德强调的都是一种与兴奋性有关的精神疾病。

克莱茵、温尼科特、科胡特等则强调了另一个方面，即坏母亲，一个冷淡的母亲会导致抑郁。他们更强调冷淡和抑郁的部分，但他们并没有从理论上讨论力比多和冲动性的问题。

我把力比多分为起兴奋作用的和起抑制作用的两种，从力比多和冲动的高度来解决这个问题，以给力比多一个抑制的相，来解决这个问题。从这个意义上讲，精神分析的工作是为了在个体的兴奋与抑郁之间建立一个动态的平衡：既不能让其太兴奋，也不能太抑郁；既不是如弗洛伊德所说的解除压抑的问题，也不是像拉康所说的阉割的问题，同时也不仅仅是抱持的问题。抱持解决的是抑郁问题，但没解决兴奋抑制的问题。我们需要在抱持和阉割之间维持平衡，该抱持时抱持，该阉割时阉割。分析家需要维持这个平衡。

在弗洛伊德看来，生冲动（性冲动、自保冲动）都是兴奋性的，另外还有死冲动。我认为性冲动里既有兴奋性的部分，也有抑制性的部分。自保冲动是基础冲动，既有兴奋性也有抑制性，既是生冲动也是死冲动，这给了力比多理论一个根本性的修改。

若溪：这也才能解释临床上的一些现象。

霍大同：对，还要解释原发性抑郁，不能只解释继发性抑郁。

若溪：原发性抑郁在以前的理论中是没有触及的。

霍大同：对。

雪霁：霍老，我想问一个问题。如果是这样的话，那么对于抑郁症的理解就在弗洛伊德和拉康理论的基础上有了很大的修改。如果我们带着这个修改后的理论去做临床工作，那精神分析的设置是否要和拉康的设置有一些差异？

霍大同：对。拉康的分析设置只讲符号性阉割，但显然还有抱持的问题。

雪霁：第二个问题是，临床工作中有时需要抱持，有时需要给一个阉割，但一个抑郁症患者在抑郁的同时往往也可能焦虑，焦虑是兴奋性的，临床上要面对这一问题，那抱持是不是要有差别？

霍大同：伴随抑郁症的焦虑，往往在被给到抱持后就降下去了，那说明这是抑郁引起的焦虑。有的则在给予阉割后就降下去了。

雪霁：所以，焦虑有不同类型。有的焦虑是继发性的，有的是原发性的。

霍大同： 对。有的是兴奋性的焦虑，有的是过度抑郁引起的焦虑。

雪霁： 如果再具体一点儿，在临床上，我们该怎样辨别兴奋性焦虑和抑郁引起的焦虑呢？

霍大同： 那就要去试。看给其抱持，焦虑会不会降下来；或者给其阉割，焦虑会不会降下来。有了直觉后就知道了，刚开始需要试探。

雪霁： 这样说的话，焦虑在临床上就有了更多的种类。

霍大同： 对，我把焦虑分为兴奋性和抑制性两大类，细的我就没有再分了，你们可以继续细化。

若溪： 这是临床方面，但在理论上我还有点儿疑惑。冲动本身是兴奋性的，从人类的发展来看，种族要延续，冲动本有其功能。根据霍老的理论，力比多有冲动和抑制两面，那从人类的繁衍来看，抑郁是不是也有了积极的作用？也就是说，在人特别痛苦时，在个体要毁灭之前抑郁给人提供了保护，让毁灭晚一点儿到来。可不可以这样理解？

霍大同： 我提出有四个父亲：法家的父亲（躁狂的父亲）、儒家的父亲（热情的父亲）、佛家的父亲（冷淡的父亲）、道家的父亲（抑郁的父亲）。抑郁分为常态性抑郁和病理性抑郁，道家的父亲是常态性抑郁，他维持了生命的存在。在中国历史上，在大的战乱过后，比如秦汉时期，人口锐减，经济衰退，这时要实行黄老之学，清静无为，让社会慢慢恢复生机，也就是你刚才说的那种。当社会"濒临死亡"时，道家的东西就起这个作用。常态性抑郁能维持生命，让其生长起来。因此，我们要区分常态性抑郁和病理性抑郁。

若溪：那么是不是可以这样理解，常态性抑郁在某种程度上可以维持生命体的存在，使之不至于毁灭，而病理性抑郁可能会导致毁灭？

霍大同：对。

若溪：我曾经问过一位法国的分析家：人的精神结构分为神经症性的和精神病性的，那抑郁症有什么样的结构？他的回答是抑郁症不属于任何一个结构，而是种状态，是欲望脱落或没有"登录"的状态。您怎么看？

霍大同：在拉康派的理论框架中，抑郁是没有位置的。对我来说，躁狂是正欲望（求生），抑郁是负欲望（求死）。

若溪：人类要繁衍，何以求死成了欲望？

霍大同：当个体没有办法生存，死亡比活着的痛苦更小一点儿时，人就会求死。人在遇到这样的生存危机时，活着更痛苦，求死是在寻求解脱。

若溪：在临床上，对于抑郁症，精神分析能起到什么样的作用？如何起作用？

霍大同：精神分析是种谈话疗法，但我们现在要重新讨论谈话的功能。拉康理论指导下的分析往往注重阉割，起抑制作用，但是在临床上我们发现谈话也会起到促进兴奋的作用。因此，言说有双重功能（抑制与兴奋）。当分析者躁狂时，让其不那么躁狂；当他抑郁时，让其不那么抑郁，达到个体的动态平衡。这是对精神分析谈话功能的新认识。

雪霁：那是不是说精神分析的临床技术也要有些调整？比如有些分析者来见分析家，但他并没有说话的欲望。所以，分析家更要在场，要激起他的兴奋？

霍大同：对，要有些改变。对于这一类分析者，分析家要促使他兴奋。精神分析有了双重功能，促进兴奋的功能和抑制的功能。损其余而补不足——多了的要损掉，缺了的要补上。

若溪：分析家的角色就从以往的"镜子"变得更具变化。

霍大同：对，抑郁症的临床实践教给我很多东西。

雪霁：也就是说，随着时代和社会的变化，分析家在临床技术上也要有所变化，要不然分析做不下去。对于抑郁症，分析家要更在场，不然关系就很容易脱落。这样我就更清楚了，其实精神分析的设置并不是一成不变的。我以前有这个疑惑，只按以前的设置，有时工作很难进行下去。也许，精神分析只有随社会的发展而变化，才能使它成为真正的面对个体的工作。

若溪：我现在明白了为什么我的分析家有时话多，有时话少；有时呵护，有时很注重规则。临床是最好的老师，会推动我们去思考。

霍大同：精神分析更全面些，就更科学了。

雪霁：如果从理论的层面进一步学习，是不是还是要读拉康？

霍大同：对，两项都不可或缺。躁狂、热情的这一项，是弗洛伊德、拉康强调的；抑郁、冷淡的这一项，是克莱茵、温尼科特、科胡特强调的。这两项要结合在一起。

若溪：所以，任何一位精神分析家的理论都是和他的时代及接触的临床有关系的，不能简单地说谁对谁不对。他们的临床只能总结和指导他们的工作。

霍大同：对，因为他们接触的临床不一样。

若溪：现在，抑郁症的病例似乎越来越多，一些青少年也出现了抑郁情况。您怎么看这种现象？

霍大同：从宏观的角度来说，抑郁症越来越常见，越来越低龄化，是社会发展的一个巨大代价；从微观的角度来说，母亲把精神投注在亲子关系之外，朝内不够，欲望不在孩子身上，和孩子的互动不够，就可能导致自身和孩子的抑郁。以前我们说"女主内"，现在就是"主内"不够，导致了这个问题。

雪霁：现在也存在一些得了抑郁症的全职妈妈。那这个"外"是现实的"外"，还是主体精神能量投注的"外"呢？

霍大同：是内在欲望的问题。妈妈的欲望不在孩子身上，在其他地方。

若溪：我们也看到一种现象：出于本能，母亲可能会格外保护孩子，欲望过度投注，和孩子的关系过度紧密，爸爸都插不进去。当母亲发现那是一个完全不同的生命时，她常常会有挫败感，也会导致抑郁。

霍大同：这时，孩子的独立空间不够。这个在临床方面，还可以继续进行更细致的讨论。

雪霁：也许这时的孩子和妈妈还处在共生阶段，妈妈可能把孩子受的挫败直接当成了自己的挫败。

若溪：随着社会的发展，一方面，有些女性在经济和精神上都越来越独立；另一方面，在有些家庭中，男性专心工作，女性专职带孩子，也出现了一些问题——妈妈的精力过度投注在孩子身上，有可能妈妈抑郁，孩子也抑郁。对此确实还可以有更多的讨论。

霍大同：在去掉了性是（心理疾病的）唯一原因的观点后，精神分析具有了科学性。同一原因可能导致不同的症状，同一症状也可能有不同的原因。

弗洛伊德在《图腾与禁忌》里仅仅描述了法家的父亲，而另外三种父亲他并没有看到。中西方文化中都有这四类父亲，只是定义不一样。

从情绪的角度来说，母亲也有四类：躁狂的母亲、热情的母亲、冷淡的母亲、抑郁的母亲。绝大多数母亲的性格中都含有这四个特质。如果只处于其中一种状态，那么她就是个病态的母亲。

若溪： 现在，抑郁症患者在服用药物后，效果可能不那么明显，在反复复发后，他们会去找其他方式，比如中医、针灸、按摩、正念、灵修，甚至宗教。霍老，您怎么看用中西医结合、药物和心理疗法结合的方法来治疗抑郁症？

霍大同： 同一症状有不同原因，同一原因导致不同症状。现在，以精神分析为主的谈话治疗就和药物治疗相融合，进行共同工作。相互配合，就没有界限了。

我的精神分析理论是中国化的精神分析。中医看到了一个身体，西医看到了一个身体，从未来的角度来看，这两个身体要整合在一起。对于中医及其他治疗方式，我不发表意见。作为精神分析家，我只坚持谈话的治疗、精神分析的临床。

若溪： 看来，未来对抑郁症的治疗可能是个大融合。

霍大同： 对。医学本身会有个巨大的发展。

2021 年 7 月 11 日

于四川大学农林村

附录 2：哪些情况下应该寻求治疗和帮助？

当出现以下情况，并且持续超过两周时，如已排除器质性精神病或由精神活性物质及成瘾性物质所致的问题，要考虑寻求专业的帮助和干预：

1. 持续情绪低落，做事打不起精神，对以前喜欢的事情也提不起兴趣；

2. 失眠或睡眠紊乱超过一个星期，包括入睡困难、早醒、醒来难以再次睡着或睡眠过多；

3. 食欲明显变差，吃饭时看到食物没有胃口，在未刻意减肥的情况下，体重急剧降低，如一两周内减少5~10斤；

4. 思考、做决定的能力下降，为一件并不是很要紧的事情反复考量，犹豫不决；

5. 自我评价过低，内心常常充满自责和内疚；

6. 有悲观厌世的想法；

7. 不愿意接触家人以外的朋友；

8. 有时反应特别慢，有时又情绪高涨，觉得自己无所不能；

9. 反复出现想死的念头，或有自杀、自伤行为；

10. 非生理性的性欲减退。

附录 3：相关资源

国内部分城市心理援助热线

1. 北京安定医院心理援助热线：

   010–58340263

2. 北京青少年心理与法律咨询热线：

   010–12355

3. 上海心灵花园心理咨询援助热线：

   021–51699291

4. 广州市心理危机研究与干预中心热线（24 小时）：

   020–81899120

5. 深圳市心理援助及危机干预热线（24 小时）：

   0755–25629459

6. 山西省心理援助热线：

0351-8726199

7. 安徽省心理援助热线：

0551-63666903

8. 成都市心理援助热线：

028-87577510

9. 云南省心理援助热线：

0871-65012364

其实，最好的资源是你亲近的人，请坦诚但有选择地告诉家人或朋友你的状况。之所以要有选择，是因为要找真正能帮到你的人，而不是在得知你生病后比你还慌的人。如果你不确定，那就告诉爱你的人，他们会把你的安危放在心上。可以告诉他们你需要帮助，确定好紧急情况下可以打的电话，以备不时之需。

紧急联络人 1：_____ 电话：_____
紧急联络人 2：_____ 电话：_____
紧急联络人 3：_____ 电话：_____

家人手记：用爱和关怀创造奇迹

若溪哥哥

如果家里有人患了抑郁症，对一个家庭来说，会产生巨大的压力。正确理解病情并采取正确的治疗方式，大概率会使患者好转，并提高治愈的可能性。

我们都不是抑郁症方面的专家，但是网络上丰富的知识能够帮我们建立正确的认识。作为家人，我们还需抱有积极的心态，这对病人的康复是至关重要的。

正确理解抑郁者的状态

我的妹妹在确诊之前经常跟我说："我很累，你能给我个拥抱吗？"（她好想休息一下，什么也不做。）那个时候，我认为她的状态出了问题，或者——我存着侥幸心理——她不是抑郁，只是焦虑而已。但是症状随着时间推移越发明显：她无法睡觉、身体消瘦、无法决定生活中的各种事情……

抑郁症患者在生病时是非常难受的，但是他们会非常清晰地向外界传递自己需要帮助的诉求。然而非常可惜的是，周围的人往往意识不到他们状态不好，甚至完全感受不到他们承受的压力，相反地，还往往认为他们只是"情绪不好""太累了"，甚至会认为他们"太矫情"。这种认识，会把患者推向深渊的更深处。

我曾经有一个朋友，他因为抑郁症离开了这个世界。因为这件事情，我认真阅读了大量的抑郁症科普文章，了解到抑郁症就是一种病，在生理层面跟感冒发烧、断胳膊断腿一样存在生理性病变。与常规可视的病不同的是，抑郁症病人的外在症状不明显，但是它带给病患的压力却是巨大的。

我曾经看到过一句话，大意是"我已是一座废墟，你们却要我像城墙一样站立"。这是抑郁症患者最沉重的呐喊。对抑郁症患者最无效的一句话就是：你要坚强。

患者的家人首先要认识到的是，他生病了，是病人，跟每天去医院看病的各种病人一样。我特别不认同简单地说抑郁症是心理疾病的说法。这个病存在器质性病变，这个病不丢人，更重要的是，这个病已经被现代医学详细地研究过，是能控制，甚至能治好的。

所以，知道妹妹患的是抑郁症后，我其实没有太担心，我担心的反而是周围人的态度和方法。周围的人不理解、不支持，才是最要命的。一般人常说："我理解你的辛苦。"但是事实上，我们的理解，可能连 1/10 都不到。

给抑郁者陪伴和支持，撑起一片天空

面对抑郁症患者，不要劝他坚强，而是要给他陪伴，帮他解压，帮他建立正确的治疗方案。

家人能为抑郁症患者做的事情有很多，比如开车带他出去，让他在车上小睡；帮他处理一些事情，不要让他思考；在他有体力的时候，带他出去看风景……

诸多手段里，有一个关键点，即让患者脱离压力源。就跟摔断腿的人不能再跑步了，要躺在病床上治病才能恢复一样，在生病的状态下，抑郁症患者基本上就是一个无能力者，需要别人的照顾。因此，应让他们尽量远离家里的事务，放下心理包袱，不要让他们想着对不起家人、对不起孩子。只有放下心理包袱，好好在恢复后归来，才是对家人最大的负责。

如果能够对其生活环境做出改变，让患者到一个没有压力的地方，效果肯定会很好。

坚持科学的治疗

后来，我又查看了知乎上几乎所有与抑郁症相关的文章，充分认识到一点：现代医学对抑郁症的研究已经非常深入了，有各种各样的治疗方法和药物。因此，我建议妹妹一定一定要接受正规的治疗。抑郁症涉及心理层面的问题，心理辅导是必要的，但是，通过药物去控制器质性病变，才是最核心的治疗手段。

这种病很有可能要持续服药、终生服药，要听医生的安排。有人一听"终生服药"就害怕，其实有什么可怕的呢？高血压、糖尿病患者现在都要终生服药。服药是为了美好的生活，不能讳疾忌医。副作用肯定有，但只要遵医嘱就不会有问题。如果说病情带来的痛苦是 100 的话，副作用带来的难受不到 1，甚至更低。

最后，要认识到抑郁症的治疗和康复是一个长期的过程，要在经济上、治疗方案上做好准备，不能指望用特效药一两个月就把病治好。既然已经得上了这个病，就把它作为生活的一部分，积极乐观地逐渐康复。只要在正确的道路上，即使很慢，也总能到达目的地。

得抑郁症的原因有很多，每个人的情况也不尽相同，但抑郁症就是一种病。首先不要歧视患者，也不能失去希望。患者的思想最关键，一定要让他认识到自己只是生病了，而不是在道德和责任上有缺失，要相信现代医学的力量。周围人真正地理解和支持，能为患者撑起一片天空。

我的妹妹虽然病了，但是她的内心一直向往着阳光，不断告诉自己要接受正规的治疗，去运动，放下压力，去做一切能让自己好起来的事情。最后，她创造了奇迹。她能走出来，最主要的贡献者，是她自己。

　　爱与关怀，加上科学的治疗方法，让病痛不再可怕，每个人都会创造奇迹。

友人手记：花开灿烂的日子终会到来

默然

在那一年、那个电话以前，我一直觉得"抑郁症"这一名词离我很遥远，偶尔说起，也只是把它当成一种社会现象，只存在于新闻、微博、热搜里。在一些明星因抑郁症去世后，这也会成为朋友们聊天时的内容，震撼、惋惜和不解等思绪随着聊天的结束通常都会很快消失。然而，我万万没有想到的是，抑郁症有一天也会发生在我的身边，让我措手不及。

3 年前某一天的深夜，一个电话惊醒了我，让我完全没有了睡意——好友若溪的哥哥打来电话，说有件很要紧的事情要和我说。我有点儿紧张，不知道发生了什么。当他说出"若溪得了抑郁症"以后，我一下子惊呆了，我的心开始忍不住地发抖，我无法想象到底出了什么事，让若溪这样的女孩也会抑郁。这个电话持续了很长时间，我大概了解了她的一些近况，当时的心痛和难过我无法言表，只记得和她哥哥约定去北京看她。

若溪，是睡在我上铺的姐妹，我大学里最好的朋友。我们一起吃饭、一起看书、一起打球、一起弹琴、一起聊天、一起游玩，做所有的事情几乎都在一起，好像我的大学时光里只有她。

在大学里，她的运动天赋很高，很快就被选入校网球队，在很短的时间里多次取得非常好的成绩。当然，她顺理成章地也成了我的网球启蒙教练。她还利用课余时间在一个俱乐部担任网球教练，不遗余力地教授爱好网球的同学们，热情、耐心地教会了很多网球"小白"。还记得，她穿着白色 T 恤和紫蓝白相间的小短裙，在那个网球裙并不盛行的年代，在那片红色的土地上，她是最耀眼的星星。她的汗水洒在了那片红土上，她的欢声和微笑也留在了那个百年校园里。时隔 20 多年，还有很多人记得那个女孩，那个美丽可爱的网球教练。

曾经有学长这样说过："她从道路那头甩着马尾辫走过来的时候，阳光透过树叶缝隙洒在她身上，一下子就会让人感觉光芒四射，整个世界都亮了。"这是一种多么美妙的感觉呀。她是一个自带阳光的美丽女孩，性格开朗活泼，充满了自信和正能量，总是能把快乐和力量带给别人，不仅让人觉得赏心悦目，还能让人感到温暖如春。我怎么也不会相信，这样的女孩有一天会走向抑郁……

陪伴她的第一次病发

在飞往北京的飞机上，窗外云层翻滚，我思绪万千。若溪到北京已经 10 多年了，她回老家的次数屈指可数，我们相聚的时光每次都短暂而珍贵。人生真的很奇怪，有些感情不会随着时光流逝而淡去，也不会因为距离而疏远。有些人虽然平时不常联系，却互相牵挂于心，知道彼此安好才可放心。只是，这一次，她怎么了？……

按下门铃，一张熟悉的脸出现在我面前，她想对我笑却笑不出来，那个曾经一见我眼睛就笑成弯月的女孩不见了。我张开臂膀抱住了她，心中不住打战——那个曾经的运动健将练就的肌肉哪里去了？我触摸到的几乎只剩下了骨头。我突然感觉到她有点儿发抖，感觉她想哭，但是我看不到泪水，那张欲哭无泪的脸，苦苦的，木讷的，没有一点儿精神。她失去了阳光，身体消瘦到不到 80 斤，那胳膊和腿瘦得让我怀疑人生，这还是我的若溪吗？我强忍着泪水拥抱着她，想把我的力量带给她，把我的欢笑带给她，就像她以前带给我美好一样。在那个下午，在她北京的家里，我们促膝聊天，讲她近期的思想和经历，仿佛回到了学生时代，但又觉得好像回不去了。

彼时，盛夏的北京已然骄阳似火，而我却心生凉意，顿感悲伤。眼前的若溪已然不像以前的她了——眼神黯然无光，说话小声如蚁，做事犹豫不决，家里面的大事小事她都无法定夺，思想上像是背着山一样的包袱。她此前已经有 3 年左右没睡好觉了，特别是最近一个月几乎没怎么睡着过，失眠应该是她体重锐减的原因。我们普通人平时一两个晚上没睡好觉，就已经头晕眼花浑身不舒服了，更何况这么多个夜晚，她究竟是怎么熬过来的？我轻声问她怎么没告诉我，她苦苦地摇头没有作答。是呀，如果她当时知道把她的痛苦告诉我或是身边的人，她可能也不至于走向抑郁，一个人孤独地走向黑暗的深渊。

人一旦失去自信，就会失去力量，就会失去活着的勇气。那时的她，完全没有了原来的自信和风采，那个做任何事情都信心满满的若溪真的不见了。那个时候，你骂她，她不会还口，你打她，她不会还手，她会觉得一切都是她不行，都是她的错。她不相信自己，觉得自己成了一个一无是处的人；她没法做饭，觉得自己做的饭不好吃；她没法带孩子，觉得自己没有把孩子带好；她没法料理家务，她怎么也理不清那乱糟糟的一切；她更无法出门工作，她已无力胜任。她失去了做事的能力，害怕面对家人，害怕做任何事。她觉得，她不做，别人会觉得她没用；她做了，别人会觉得她做不好，于是显得她更没用。她常常独处，不主动联系亲人朋友，渐渐地对所有的事情失去了兴趣。

她的头发应该很久没打理了，那我就带她出门去做美发吧，先去感受一下室外 38 摄氏度的高温，把她冰凉的身躯暖热。我是知道她有一些白发的，我们这个年纪了，谁还没几根白发呢？可是当美发师把她的头发扒拉开的时候，我眼睛都睁大了——她的发根几乎白了一半，她这是经历了多大的心理磨难呀！我必须拉住她，不管她经历了什么，一切都来得及，只要有我在，一定不能让她再往下滑。那是个可怕的深渊，单靠她自己的力量根本爬不上来，这个时候就需要亲人朋友来拉住她，而且决不能松手。

边美发边聊天，我们做着闺密在一起常做的事情，让她回到人间烟火。美发后，她脸上有了一丝细微的变化，她看我的眼神又有了一些温暖，让我瞬间有了信心。虽然当时的我对抑郁症了解不多，但我相信我应该可以成为能让她依靠的人，我虽然瘦弱但有力量，因为我了解她，懂她。

走在大街上，我握紧她的手，她应该也感受到了我的力量，把我的手也抓得很紧。两个有 20 多年友谊的人，手就这样一直握着，在北京的街头走着，让她不再感到孤单和害怕。

在我到北京的前几天，她已经意识到身体出了问题，自己一个人去看了医生。我能想象当她被确诊抑郁症的时候，她是多么慌张和害怕。她无论如何也不会想到自己会"中枪"，因为她本身在硕士、博士阶段都是研究心理学的，她一直都在致力于帮助别人，却没有想到自己也会需要帮助。医生开了处方，嘱咐她得吃药才行，于是她的治疗之路正式开始了。有一句话说得特别好："就诊是治疗的开始，治疗是康复的开始。"

治疗抑郁症的药物有助眠的效力，所以她会控制不住自己地想要睡觉，她经常吃了饭就趴在餐桌上睡着了，一上车没几分钟就会睡着，哪怕我们逛着街，稍微坐一会儿，她也会靠在我的肩头睡去。其实这样挺好的，能让她紧张的神经在睡眠中得以修复，让她的身体渐渐苏醒过来。但是我看着她依旧会心疼，怕她一个人在自己的世界走得太久。

我向单位请了一周的假，在这几天里，我想着要尽力去做些事情。我们选择了京郊的一个民宿，它坐落在长城脚下的一个小村落里，这里空气清新，安静宜人，远离了城市的嘈杂和拥挤的人群，也远离了那个让若溪抑郁的环境，让她暂时可以把烦恼抛诸脑后。

夜晚，我们舒服地坐在民宿的小院里，京郊的夏夜还是凉爽的，有微微的凉风吹来，还有满天的繁星作伴。我拿出从老家带来的卤兔头，因为兔头里藏着我们过去的故事。我们一起津津有味地啃着兔头，回忆起了我们的大学生活。吃着聊着，好像这会儿才真正回到学生时代，无忧无虑、轻松惬意。我们开始有了欢声笑语，她好像想起了过去很多快乐的事情，脸上渐渐有了轻松的表情，肢体也慢慢柔软了起来，仿佛一切都在慢慢地苏醒过来。她说，这是她几个月来最舒服的时刻，要是一直都是这种状态就好了。我也多希望时间就此停下，让她多舒服一会儿。虽然这是在黑暗的夜里，但她愿意醒来，这是一个多么重要的信号呀！

这一夜，她睡得很安详。清晨，我们被枝头叽叽喳喳的小鸟叫醒，她睡眼惺忪地告诉我睡舒服了，好久没有这样了。太棒了，我想，换个新环境对她来说是对的，远离让她抑郁的环境，她内心的压力和焦虑会随距离变远而减少，她身体的一些机能才能慢慢恢复。我引导她多去想想开心的事情，告诉她她曾经有多棒，做过多少值得称赞的事情，让她觉得自己还行，让她的自信心一点一点地恢复。

陪伴真的很重要，会让她觉得这个世界上还是有人关心她、爱护她的，让她知道她不是一个人孤独地活着。早饭过后，她依旧因为药物原因昏睡了一会儿，我没有去打搅她，她会自己慢慢醒来。

民宿旁边有一段很少人知道的长城，我们去游玩的路上几乎无人。这一天，依然是艳阳高照，但是山风吹过来，让人感到些许凉快。我们依旧手牵手走在山间的小路上，我要让她感觉到我的爱和力量。一小股溪水从山间潺潺流下，吸引了若溪，她停下脚步蹲下来，把手伸进溪水里，令人舒服的凉意瞬间沁满了她的心脾，她突然有感而发："我的生命应该如同这溪水，坚韧顽强，生生不息。""若溪"这一珍贵的名字就此启用，好像一个新的生命就此诞生。重新站起来以后，她的步伐好像突然间有了力量。站在山顶的长城之巅，面向逶迤连绵的群山，她伸出双臂大声呼喊："我若溪要做一个坚强自信的人！"瞬间，我的若溪好像回来了……

一周的时间很快过去，我回老家上班了，其实后来我也很后悔当时没有多陪伴她一些日子。所幸，这一周带给她一些改变，她愿意出门了，愿意和朋友们到处走走散心了，这对她来说很重要。她是幸运的，她周围还有很多爱她的家人和朋友，家人给予了她很多支持和理解，朋友们也来和她聊天、带她出去游玩。其实，最关键的是她自己的觉醒——她会去看医生，按医嘱服药，她有自己的心理咨询师，会定期地咨询，她在努力地让自己的身体活动起来，让自己的脑子动起来，没有让自己继续沉睡下去。经过半年左右，她的身体一点一点地恢复过来了，她又开始了正常的生活和工作。

感谢若溪在北京的家人和朋友们，你们的支持和关心是她恢复的重要力量源泉！

我当时认为，她应该就此变得更坚强、自信，不再抑郁了。然而，事与愿违，再坚强的人也有扛不住的时候，再自信的人也有被无形的压力摧毁的时候，她的第二次病发来了……

陪伴她的第二次病发

又是 8 月，又是深夜，若溪打电话给我说："我明天要回来。"我没有多问，她回来，我就接她，无论何时何地。

我在机场接到她。她的抑郁症确实再次病发了，抑郁症的一系列症状又出现在她身上了。

因为有了第一次病发的经验，若溪马上离开了让她抑郁的环境，这一点是很好的，这也是她的自救行为。人不能长期待在压力过大的环境里，时间久了会无法自拔。回到她熟悉的故乡，自然有让她开心的熟悉的味道。我们手牵手地走在老家的街头。吃冰粉、凉糕、蛋烘糕、凉面、火锅，对我来说是生活的常态，对她而言却弥足珍贵。离开家乡的游子们，永远也忘不了家乡的味道。故乡是她的根，她要寻找她的来处。

这一年来，我也翻看了很多关于抑郁症的书，了解了很多抑郁症病例，学习了相关的理论知识，知道了怎样去更好地陪伴一个抑郁症患者，怎样去帮助她。尽量给她创造一个适宜的生活环境，对她来说尤为重要，尤其是在病发的前期，一定要有她信任的人陪在身边。不能让她长期处于抑郁的情绪里，尽量让快乐的情绪去替代抑郁、焦虑，让她及时得到放松，快乐和放松的时间越长越有利于她恢复。我决定把她留在身边，让时间来修复一切。

我们大部分时间都在老家待着，她就住在我的家里，我每天拉上她一起买菜、做饭、看书、聊天、打球、做瑜伽，这种看似平常的生活，其实是唤醒一个抑郁症患者很重要的手段。

她真的病了，难受的时候会血液上涌、身体紧张、呼吸急促、眼神失焦，而且无法对事情做出判断，也不敢轻易做决定。如果不陪伴她，我真怕她在这个世间迷了路。

运动，是一剂治疗抑郁的良药。每次打完球，我们都汗流浃背、面色红润，身体产生的多巴胺会让我们快乐，会带给我们正面的情绪，有利于活跃大脑并放松紧张的神经。运动让我们有一个良好的心态，能积极地看待生活中的问题。这个时候，我们会觉得自己好像什么事情都可以勇敢地面对，不用去回避，自信心也在慢慢地回来。

我很高兴她又可以打球了。她停止打球已经几乎有两年了，在病发的时候她是不敢去球场的，因为她觉得自己打不好球，没有办法做到很好地控球，甚至对抛球也没有了信心，更不用说打一场比赛了。没有关系，我们慢慢来，以前是你当我的教练和陪练，现在我来陪你。我们从抛球开始，从多球训练开始，就当一切重新开始。奇迹真的会出现，打着打着，若溪又回来了，那个充满力量、头顶光环的若溪又出现了。一记重球朝我迎面而来，球速非常快，球从我眼前一晃就过去了。我丢了这个球，但是我无比开心！昔日的网球美女又回来了！

我们也会出门旅行，去爬山、看海，去陌生的城市看不同的风景，骑车穿过大街小巷，品尝各种美食，感受当地人朴实的生活，站在城市最高处眺望整个城，心胸越来越开阔。当新的事物源源不断地涌向我们时，我们会摈弃很多不好的过去。为什么要活在不开心的过去呢？那么多美好在等着我们，只要充满希望，就会有活下去的勇气。虽然若溪在旅行途中依旧会时不时困倦，一想起某些事情就紧张难受，但是这种情况一天比一天少，这就是进步，说明我们的方向是对的。坚持，我相信曙光就在不远的前方。

我们偶尔也会回到北京，和她的家人相聚几天，我会观察她每次回去的状态，看她是否有能力面对家人。一旦出现情况，我就会带着她马上离开那里。但我想，这一切都只是暂时的。我相信，她会好起来的，终有一天会敢于面对她的人生。

这一次，我们在一起大约 4 个月。分开的时候若溪的病情有了很大的起色，她敢去面对自己的家人了，她可以自己独立处理家里的事情了，我放心地把她交给了她的家人。

由于疫情，若溪一家被留在了有着蓝天白云的城市。老天还是眷顾她的，她在一个农场无忧无虑地待了几个月，农场的大叔待她像亲生女儿一样，他们每天上午割草耕地，下午做木工活，有时带着孩子们在后山翻山越岭，有时在池塘划船游泳，有时在水中岛上静静地看书写字，看着花开花落，云卷云舒，每天带着希望迎接黎明。世间美好莫过于此。过了大半年，若溪又一次成功地康复了。

感谢温暖之城给予她无限关怀与帮助的长辈和朋友们！

陪伴她的第三次病发

在另一个温暖的城市，她留下了，因为那里有充足的阳光、没有太多污染的空气，最重要的是有自由和可以供她随意支配的时间……

虽然适当的工作有利于她的身体，但是这一次她又想得简单了。她觉得她可以做那些工作、可以接受挑战，于是又开始肆意地透支刚刚恢复的精力，丝毫没有觉察到过多的工作和压力在慢慢侵蚀自己的身体。一个人的精力真的是有限的，虽然很多人不断地挑战自己，站在自己人生的一个又一个巅峰之上，但是在这些成功的背后，他们的付出也是常人没有办法体会的，我也只能去试着理解他们，就像我此时理解若溪一样。

我一边支持她的工作，一边告诉她："尽量做力所能及的事情。"但她依旧超负荷地工作，像一个停不下来的马达一样，用工作填满她所有的日子，几乎让自己没有喘息的空隙。除了工作，她还要照顾两个未成年孩子的生活和学习，鸡飞狗跳的场景也会时不时在她的家里上演，但她都坚强地扛着，她觉得自己可以做到这些，殊不知，思想的可以和身体的可以有时是不匹配的。

其实，第三次病发之前还是有些征兆的——她失眠、不安、精神不佳。她起初认为自己完全康复了，这些只是偶然的情况，稍微休息调整一下就可以了，却没想到已经来不及了。她又开始了看病、吃药，这是一个漫长的过程，虽然流程非常熟悉，却充满了痛苦和折磨。医生告诉她，这次以后她得终生服药了，不能轻易停药。这无疑是一记重击，前两次她都遵医嘱吃药，做心理治疗，基本上都康复了，不用再吃药，她原本想着这次只需再来一遍，却没承想要终生服药。若溪一开始是接受不了这个事实的，她又一次陷入了痛苦的深渊，无法自拔。

我一直在老家，和她相距遥远，知道她病发我甚是着急，安排好了等孩子寒假一结束就飞过去陪她。但在那之前一周的一天清晨，我刚睡醒，习惯性地去摸床头的手机，睁开睡眼惺忪的眼睛，一条微信跳了出来："我想离开，我害怕。"这一下子把我吓到了，眼泪夺眶而出。那是一个小时前的信息，到底发生了什么事情？在这一个小时之间又会发生什么事？我赶紧拨打她的电话，生怕电话再也打不通了，还好铃声响了几下，电话通了，若溪还在。

只要你在就好！和她通了 14 分 29 秒的电话，知道了此时她在为哪一点难受（这是很重要的），我立马开始和她的家人电话沟通，让她先离开家，到外面去透透气，先让令她最难受的这个时间点顺利过去。她的家人在经历了她的两次病发过程后，都有了丰富的应对经验，反应非常迅速，马上找来了她在当地的朋友带她出门，对孩子的学习和生活也做了妥当的安排，她的哥哥也马上订了机票，当天飞到她所在的城市，对她的工作也做了相应调整，让她不要过度用脑去操心那些事情。幸好她周围的人反应都很快，否则第三次病发带来的后果是我不敢想象的。

在抑郁症的病发期，她的行动力、判断力、决断力都在减弱，她可以一个人窝在沙发里发呆半天，对很多事情都很犹豫，无法判断，凡是要用脑的事情都会让她痛苦伤神，所以这个时候陪伴她的人尤其重要。这个人需要了解她，得到她的信任，要让她重新树立对自己的自信，走出家门，走出生活的低谷，重新拥抱这个世界，让她意识到这个世界依然充满阳光。

于是，我来了。

当我飞到她所在的城市，再一次见到她时，我还是那样心疼她。没有生病的时候，她走路带风，现在走路都要喘，在家里站着的时候都要扶着旁边的椅子或桌子。她对着我又是一脸说不出来的苦笑，我能感觉到她的一丝绝望。第三次病发对她的打击是很大的，医生对她说这一次至少要两年的时间来进行康复，而且需要终生服药。她差点儿对自己失去了耐心。这个时候也是她最脆弱的时候，她需要关心、需要温暖、需要陪伴。我是这样想的，也是这样告诉她的："不管你是第几次病发，哪怕以后还有第4次、第5次、第6次，我都会飞过来陪你，永远不会放弃你。"她笑着哭了，我没有想到这句话会给她带来那么大的力量和感动，以至于她会永远记住这句话。我也希望在她人生最痛苦的时候能够给予她无限的温暖和希望。

她又许久没有摸网球拍了，拍线已经松弛变形，就像此时的她一样没有了力气。我想着她现在应该做些力所能及、得心应手的事情，这是最重要的，而让她恢复自信的最好的方式就是运动了。既然她已经没有了独自一个人去球场的能量，又开始否认自己打球的能力，那就让她跟着我去找到能量。当她犹豫地拿着球拍站到球场时，能量好像回来了一点儿，当我们一拍一拍地打起来时，那早已经深深地嵌在她身体里的肌肉记忆又被激发了出来。当两个小时的运动结束时，已是大汗淋漓的她洋溢着孩子般天真的笑容说："我好像又会打球了，这一刻太舒服了。"既然上天赋予了人类运动的能力，就一定要坚持下去，喜欢运动的人运气也会好的。在若溪后期的治疗过程中，她开始融入当地的网球社团，结识了很多朋友，参与网球俱乐部的各种联赛，有输有赢，这些经历给她的生活带来了很多目标和快乐，对她的恢复起到了非常重要的作用。

我把在疫情期间养成的习惯——每天早晚练习瑜伽也带给了她，虽然许久没有拉筋的她显得非常吃力，但她还是非常认真地跟着我一起做。其实我是感动的，感动于她对生活还是那么地热爱，对生命还是那么地珍惜，只是她有心无力。没有关系，坚持下去，身体一定会康复。当清晨第一缕阳光打在我们的身上时，我们伸开双臂去迎接属于我们的阳光，我们接纳这个世界，这个世界也同样接纳我们。

　　我在温暖之城的日子里，还会陪着她到处走走，去呼吸外面的新鲜空气，去接触外面的各种事物。人不能总是活在自己的小世界里。我们去美丽的丽江古镇，寻找我们的偶遇；坐在古镇的小酒吧里，去感受年轻人的浪漫；我们在玉龙雪山脚下高歌欢跳，原来我们的心还一直年轻。我们携手站在抚仙湖旁的山顶，一览碧波荡漾的湖水，看着夕阳西下的落日余晖，心中默念太阳明天还会升起，感觉身体的力量慢慢地回归。美丽的风景总是在路上，让我们的心在路上一点一点地打开。世界那么大，我们还要继续去探索它。

　　这一次，我在温暖之城待了半个月，我感觉若溪在慢慢地缓和过来，无论是她的身体还是思想都有明显的改变。她的眼神慢慢地有光了，身体渐渐地柔软了，行动也开始更加积极了，这些都是好转的迹象。我很庆幸自己来得及时，没有让她的病情继续发展下去，我很有信心地对她说："不用两年你就能恢复。"我也不知道当时哪里来的自信。

　　我本想像上次那样把她带回老家，但是温暖之城的阳光应该更有利于她的恢复，她在那儿有个朋友——曦曦，她也一直陪着她，这让我尤其放心。在得抑郁症期间，服药患者是不能开车的，而且需要有人一直陪在身边，以防万一，非常感谢曦曦的陪伴！好人终有好报，若溪的朋友很多，她对世界善良，世界必回报她温柔。

离开她的时候我依依不舍，她也对我挥手很久。

"若溪，你一定会好的！我相信花开灿烂的日子一定会来！"

距若溪第三次病发已经过去了半年，她恢复得很好，药物已经减少到最少量。她现在整个人的状态非常好，生活很积极，她会参加网球俱乐部联赛，学习英语和唱歌，继续研究心理学，到青海、西藏学习修行，结识了更多的朋友，开阔了自己的眼界，而且还联系出版社准备把自己的抑郁症经历写出来，给更多的抑郁症患者提供一些信息，争取能够帮助到更多的人。

她能恢复得这么好，其实最重要的原因是她自己。她积极配合地看病求医，认真按医嘱服药，定期找心理咨询师做咨询，把运动安排进每天的生活里，让多巴胺在身体里释放，这是很重要的快乐因子，而且她坚持学习看书，让生活更加充实和有趣。

真希望这个世界永远不再有抑郁症，真希望我们生活的每一天都充满阳光和欢笑。不过，即使有了抑郁症，我们也不要害怕，相信我们可以战胜它！

我想用李宇春的歌《给女孩》中的一段词，来结束我的文字，并开启我们美好的每一天。

请相信自己是很美好的存在

不用怀疑这是宇宙独一无二的色彩

愿你被这个世界温柔以待

心中撷满爱

卸下所有防备自由自在

Do what you wanna do（做你想做的事）

仰望星空宽广胸怀

紧紧守护着心爱

青丝变成白发梦想不败

Do what you gonna do（做你要做的事）

2021 年 7 月

致谢

这些粗陋的文字能够成书，得到了众多师长、家人及朋友的支持和帮助。他们是（但不限于）四川大学精神分析家霍大同教授、北京大学正念实验室刘兴华教授、北京回龙观医院临床心理科刘华清主任、北京中医医院心身医学科卢伟主任、云南省第一人民医院临床心理科钟静玫主任、中国抑郁症自助社群北京群群主刘乙辰老师、北京营养树整合医学职业教育创始人刘佼闽老师、正骨专家陈春吉医生、教育工作者李朝军老师等。

我还要特别感谢我的家人和挚友们，是他们的不离不弃，才让我有了活下去的勇气和力量。感谢我的另一半，他在我生病时勇于承担所有！感谢我坚韧不拔的妈妈，她在我需要休息时，接过家中一切！感谢我的哥哥和嫂子，他们为我减轻负担并陪我前行！感谢我的两个孩子，他们陪我走过了这段艰难的时光！感谢大侠般的蕾蕾姐，勇者无惧！感谢农场的主人叔叔和婶婶收留我，让我在农场一住就是 5 个月！感谢我的"铁密"默然，每次只要我呼救，她就放下自己的事飞来陪我！感谢我的闺密曦曦，是你让我在温暖之城的生活有了依靠，有了温度！感谢我的挚友雪霁，是你每天不厌其烦地给我打视频电话，让我知道世界并没有嫌弃我！感谢至交好友大江，有你，我一直不孤单！感恩我的分析家王老师，是你对我前后 10 多年的陪伴，让我知道有这样一个坚实稳定的存在，只要我需要，我就可以得到帮助！还有冬韵、婷婷、艳平、艳姐、亚仪、野姐、培华、正杰、强哥、君君……

感谢我的恩师丹葳先生和其夫人艾老师！你们犹如明灯，照我前行！

我要特别感谢中信出版社的刘淑娟编辑不厌其烦地与我讨论书稿并帮我纠偏。感谢陈沂欢总经理、陈红军编辑、刘微编辑等尽心尽力地帮助我。

要感谢的人还有很多很多。是你们，让我感觉到活在这个世界上是件多么美好的事情！

还要感谢我未曾谋面的读者朋友们！你们是我写作的动力，你们促我前行。

参考文献

1. 阿伦·贝克，布拉德·奥尔福德. 抑郁症 [M]. 杨芳，等译. 北京：机械工业出版社，2014.

2. 包祖晓. 抑郁症的病因和发病机制研究进展 [A]// 浙江省医学会精神病学分会、浙江省医师协会精神科医师分会. 2009 年浙江省医学会精神病学学术年会暨浙江省医师协会精神科医师分会第二届年会论文汇编 [C]，2009：1.

3. 陈福新. 抑郁症的病因与诊治 [J]. 开卷有益，2011（4）：2.

4. 陈丽，贾守梅，李萍，等. 抑郁症患者躯体化症状体验和认识的质性研究 [J]. 中国全科医学，2019，22（29）：5.

5. 从恩朝. 儿童期性侵犯与女性抑郁症的风险关联研究 [D]. 上海：复旦大学，2011.

6. 崔利军，栗克清，江琴普，等. 河北省 2004—2005 年抑郁症的现况调查 [J]. 中华精神科杂志，2007，40：140-143.

7. 戴维·伯恩斯. 伯恩斯新情绪疗法 [M]. 李亚萍，译. 北京：科学技术文献出版社，2014.

8. 丁泽，颜凡. 综合支持系统治疗抑郁症案例报告 [J]. 课程教育研究，2018（20）：248-249.

9. 董芳. 秋冬好发抑郁，做好积极预防 [J]. 家庭医学，2019（08）：49.

10. 董静. 轻中度抑郁症的初始箱庭特征及其箱庭治疗 [D]. 保定：河北大学，2008.

11. 弗洛伊德. 弗洛伊德文集 [M]. 车文博，主编. 长春：长春出版社，2004.

12. 福原泰平. 拉康：镜像阶段 [M]. 王小峰，李濯凡，译. 石家庄：河北教育出版社，2002.

13. 高宏生，曲成毅，苗茂华. 大学生自杀意念的社会心理影响因素研究 [J]. 中华流行病学杂志，2003，24（9）：765-768.

14. 郭克锋，杨文清，关菊香，等. 抑郁症的强迫症状对病情和预后的影响 [J]. 中国临床康复，2002，6（11）：1574-1575.

15. 郭玥，杨光远，徐汉明. 青少年抑郁症患者的家庭功能研究 [J]. 医学与哲学：B，2018，39（01）：65-67.

16. 侯艳飞，刘玎，张小远. 抑郁症患者药物与心理治疗疗效调节变量的系统评价 [J]. 中国心理卫生杂志，2018，32（03）：200-206.

17. 胡纪泽，吴东辉，刘仁刚，等. 抑郁障碍共患其他精神障碍的研究 [J]. 中华精神科杂志，2005，38：98-100.

18. 黄良峰，陈洋洋，赵炳功，等. 抑郁症的成因及其新药治疗研究进展 [J]. 现代生物医学进展，2018，18（1）：6.

19. 克莱尔. 现代精神分析"圣经"：客体关系与自体心理学 [M]. 贾晓明，苏晓波，译. 北京：中国轻工业出版社，2002.

20. 孔一涵. 拿什么拯救你，我的孩子？ [N]. 中国妇女报，2021-09-01（004）. DOI：10.28067/n.cnki.ncfnb.2021.002790.

21. 拉康. 拉康选集 [M]. 褚孝泉，译. 上海：上海三联书店，2001.

22. 赖瑜梅，文黛薇，张庆梅，等. 中医药治疗抑郁症临床研究进展 [J]. 世界最新医学信息文摘，2019，19（18）：31-32.

23. LEADER D，GROVES J. 拉康 [M]. 张君厚，译. 北京：外语教学与研究出版社，2000.

24. 李·科尔曼. 战胜抑郁症：写给抑郁症人士及其家人的自救指南 [M]. 董小冬，译. 北京：中国人民大学出版社，2019.

25. 李春兰. 心理干预对抑郁症患者康复影响 [A]// 河南省护理学会. 河南省精神科护理风险管理培训班及学术交流会资料汇编 [C]，2011：1.

26. 李宏夫. 情绪自救 [M]. 北京：中国人民大学出版社，2020.

27. 李宏夫. 战胜抑郁 [M]. 广州：广东人民出版社，2018.

28. 李荣娓，刘春霞，楚孔渠. 系统式家庭治疗与抑郁症复发的关联研究 [J]. 中外医疗，2015，34（15）：8-9.

29. 李彧，位东涛，孙江洲，等. 人格和抑郁症：理论模型与行为-脑研究综述 [J/OL]. 生理学报，2019，71（01）：163-172 [2019-03-19].

30. 李志民. 精神科抑郁症与焦虑症分析探讨 [J]. 中国现代药物应用，2014，8（06）：226-227.

31. 刘剑锋，孟凡萍，周一心. 失眠与抑郁的相关性研究进展 [J]. 中国医药导报，2019，16（01）：45-48.

32. 刘新发，滕凤霞，王菊梅，等. 抑郁症和躯体形式障碍共病患者的心理社会特征研究 [J]. 甘肃科技，2016，32（15）：105-108.

33. 娄长春. 疲劳的成因及对策 [J]. 世界医学，1996，06：20-21.

34. 马坤，刘金美，付翠元，等. 运动对抑郁症的干预作用及机制研究进展 [J]. 中国体育科技，2020，56（11）：13-24.

35. 徐建勋，马毓，母代斌. 抑郁症、焦虑症与强迫症患者 Stroop 效应及事件相关电位的比较研究 [J]. 临床精神医学杂志，2017，27（06）：400-402.

36. 孟宪璋，刘国华. 一例抑郁症与强迫症共病患者的精神动力导向治疗 [J]. 中国临床心理学杂志，2011，19（02）：268-271.

37. 佚名. 盘点抑郁症病因，请勿让心上了锁 [J]. 世界最新医学信息文摘，2019，19（11）：12.

38. 沈文婧. 系统式家庭治疗干预管理对抑郁症患者家庭功能和婚姻质量的改善效果 [J]. 中医药管理杂志，2015，23（22）：110-112.

39. 史家琦，王若维. 青少年抑郁症患者功能失调性态度与抑郁现状调查 [J]. 中国初级卫生保健，2021，35（04）：92-94.

40. 汤淼，欧红霞，杨昕，等. 失眠症与抑郁症患者的心理韧性与睡眠不良信念的比较及对睡眠质量的影响 [J/OL]. 中国健康心理学杂志，2019，27（7）：973-978[2019-03-19].

41. 王阳，李箕君，王纯，等. 抑郁症、焦虑症、强迫症患者主观幸福感比较 [J]. 临床精神医学杂志，2013，23（01）：8-10.

42. 王宇. 走出抑郁症：一个抑郁症患者的成功自救 [M]. 北京：机械工业

出版社，2015.

43. 温海. 正念静观在抑郁症人群预防复发的作用 [C]// 中国心理卫生协会残疾人心理卫生分会第十二届年会暨中国残疾人康复协会精神残疾康复专业委员会第二届研讨会会议手册. 2018.

44. 吴启东. 年纪渐长，如何保证睡眠质量 [J]. 心血管病防治知识（科普版），2018（09）：34-37.

45. 吴炫静. 抑郁症的中医辨证治疗研究 [D]. 北京：中国中医科学院，2008.

46. 吴祖勤. 青少年抑郁症患者认知功能损害特点及治疗进展 [D]. 重庆：重庆医科大学，2018.

47. 西蒙·克雷格恩. 青少年抑郁症治疗手册：短程精神分析心理治疗 [M]. 曾林，汪智艳，译. 北京：中国轻工业出版社，2020.

48. 郗浩丽. 三位精神分析学家对抑郁症的不同解读 [J]. 医学与哲学（B），2018，39（01）：68-72.

49. 夏薇薇. 正念认知疗法在抑郁症病人中的研究现状及展望 [J]. 全科护理，2020，18（32）：3.

50. 邢华. 关爱自己，从睡眠开始 [J]. 党员干部之友，2020（02）：46-47.

51. 徐春燕. 中药复方治疗抑郁症的临床研究 [D]. 北京：北京中医药大学，2013.

52. 阳璐，陈俊，方贻儒. 抑郁症复发预测研究进展 [J]. 精神医学杂志，2019，32（02）：151-156.

53. 杨业兰，张青萍. 抑郁症的研究进展 [J]. 大众科技，2018，20（09）：66-68.

54. 姚远. 学生群体中抑郁症的病因与自我治疗 [J]. 农家参谋，2019（3）：127.

55. 易佳雯，张玲，刘冬冬. 浅谈抑郁症与睡眠的关系 [J]. 临床精神医学杂志，2018，28（05）：352-354.

56. 于淼，李麒豫，郭蓉娟，等.《抑郁症中医证候要素辨证量表》的信度和效度研究 [J]. 北京中医药大学学报，2017，40（7）：599-602.

57. 袁勇贵. 焦虑障碍共病研究 [J]. 中国临床康复，2004（33）：7544-7547.

58. 张清清，王婷婷，马兆峰，等. 抑郁症患者的焦虑症状影响因素的研究 [J]. 山东医学高等专科学校学报，2019，41（1）：4.

59. 张守坤，王阳. 谁"偷"走了青少年的睡眠？[J]. 云南教育：视界综合版，2021（05）：6-7.

60. 赵建国，曹辰虹，韩月宇. 神经损伤，可以再生 [J]. 开卷有益：求医问药，2003（11）.

61. 郑浩涛，赖雯雯，虢周科，等. 中医药防治抑郁症系统综述的文献质量评价 [J]. 现代中医药，2015，35（01）：68-71.

62. 左灯. 我在精神病院抗抑郁 [M]. 北京：中信出版集团，2021.

63. ABAMOWITZ J S, FRANK M E, STREET G P, et al. Effects of comorbid depression on response to treatment for obsessive-compulsive disorder[J]. Behavior therapy，2000，31：517-528.

64. EVANS D. An introductory dictionary of lacanian psychoanalysis[M]. London: Brunner-Routledge，Taylor & Francis Group，2003.

65. FOA E B.Failure on treating obsessive compulsives[J]. Behavior research and therapy，1979，16：291-399.

66. FREUD S. Analysis of a phobia in a five-year-old boy[J]. Se X, 1909.

67. FREUD S. Instincts and their vicissitudes[C]//The complete works of Freud，1915.

68. JUDD L L, KESSLER R C, PAULUS M P, et al. Comorbidity as a fundamental feature of generalized anxiety disorders: results from the National Comorbidity Survey（NCS）. Acta psychiatrica scandinavica，1998（393）：6-11.

69. KLEIN M. Envy and gratitude and other works，1946-1963[M]. The Free Press，1984.

70. KLEIN M. Love，guilt and reparation and other works，1921-1945[M]. The Free Press，1984.

71. LACAN J. La relation d'objet，1956-1957[M]. Le Séminaire de Jacques Lacan，Livre IV，Editions du Seuil，1994

72. LAPLANCHE J, PONTALIS J B. The language of psychoanalysis. Translated by Daniel Nicholson-Smith. W.W.Norton & Company，1973.

73. LEE S, TSANG A, HUANG Y Q, et al. The epidemiology of depression in metropolitan China [J]. Psychological medicine，2009，39（5）：735-47.

74. MAO R R, TIAN M, XU L. Depressed brain: The neurobiology of depression and new approaches to antidepressant[J]. Chinese journal of nature, 2009, 31 (3): 148-152.

75. MCINTYRE R S, ALSUWAIDAN M, GOLDSTEIN BI, et al. The Canadian Network for Mood and Anxiety Treatments (CANMAT) task force recommendations for the management of patients with mood disorders and comorbid metabolic disorders [J]. Annals of clinical psychiatry official journal of the American academy of clinical psychiatrists, 2012, 24 (1): 69-81.

76. MIRET M, AYUSO-MATEOS J L, SANCHEZ-MORENO J, et al. Depressive disorders and suicide: Epidemiology, risk factors, and burden[J]. Neuroscience & biobehavioral reviews, 2013, 37 (10): 2372-2374.

77. NOVICK D, MONTGOMERY W, AGUADO J, et al. Which somatic symptoms are associated with an unfavorable course in Asian patients with major depressive disorder? [J]. Journal of Affective Disorders, 2013, 149 (1/3): 182-188. DOI: 10.1016.

78. TILLER J W. Depression and anxiety[J]. Medical journal of Australia, 2013, 199 (6): S28-31.